Rahma Eltigani Osman
Elsadig Mahgoub Eltayeb
Nawal Tagelsir Mohamed

Malária no Sudão: Avaliação do desempenho do teste de diagnóstico rápido

Rahma Eltigani Osman
Elsadig Mahgoub Eltayeb
Nawal Tagelsir Mohamed

Malária no Sudão: Avaliação do desempenho do teste de diagnóstico rápido

ScienciaScripts

Imprint

Any brand names and product names mentioned in this book are subject to trademark, brand or patent protection and are trademarks or registered trademarks of their respective holders. The use of brand names, product names, common names, trade names, product descriptions etc. even without a particular marking in this work is in no way to be construed to mean that such names may be regarded as unrestricted in respect of trademark and brand protection legislation and could thus be used by anyone.

Cover image: www.ingimage.com

This book is a translation from the original published under ISBN 978-3-659-76862-0.

Publisher:
Sciencia Scripts
is a trademark of
Dodo Books Indian Ocean Ltd. and OmniScriptum S.R.L publishing group

120 High Road, East Finchley, London, N2 9ED, United Kingdom
Str. Armeneasca 28/1, office 1, Chisinau MD-2012, Republic of Moldova, Europe
Printed at: see last page
ISBN: 978-620-3-65135-5

DEDICAÇÃO

AO ESPÍRITO DO MEU PAI E DA MINHA MÃE COMPASSIVOS, À MINHA QUERIDA MÃE, AOS MEUS FILHOS, IRMÃOS, IRMÃS E AMIGOS

Agradecimentos

Gostaria de expressar a minha gratidão ao meu orientador, o Dr. Elsadig Mahgoub Eltayab, por ter sido uma pessoa extraordinária e por me ter dado as boas-vindas, um excelente conselheiro e ter aceite a supervisão da tese numa altura crítica. O seu constante encorajamento, apoio e sugestões preciosas tornaram este trabalho bem sucedido.

Profunda gratidão ao primeiro supervisor, Dr. Elfatih M. Malik, pela revisão e excelente aconselhamento da minha proposta. Um grande obrigado ao segundo supervisor, Dr. Siham Ahmed, pelo seu apoio

Agradeço à Dra. Nawal Tag elsir, a co-orientadora, que me encorajou em todas as etapas da minha investigação, acompanhando de perto a preparação, a implementação e a análise dos dados da investigação. Estou grato ao Dr. Abdelgadir Ali Basher pelos seus conselhos e apoio muito apreciados

Agradeço ao Programa Nacional de Controlo da Malária - Ministério Federal da Saúde pelo financiamento e por alguns materiais assinados e aprovados pelo Dr. Khalid A. El Mardi, que acompanhou de perto e foi um excelente conselheiro em todas as etapas da investigação.

Os meus agradecimentos à Sra. Nahid Abdelgadir pela análise dos dados. Estou muito grato às numerosas pessoas que contribuíram. As seguintes pessoas recolheram e analisaram dados para completar a minha investigação no Instituto de Investigação de Elgdal e nos Hospitais Pediátricos de Sennar e de Ensino de Sennar.

Resumo

Introdução: Foram desenvolvidos vários testes de diagnóstico rápido não microscópicos para situações em que a microscopia fiável pode não estar disponível. No entanto, a exatidão dos testes de diagnóstico rápido é questionável em crianças e adultos. O presente estudo foi realizado para avaliar o desempenho do teste de diagnóstico rápido da malária (SD Pf) em crianças e adultos na localidade de Sennar, estado de Sennar, Sudão. Este ensaio detecta o antigénio 2 da proteína rica em histidina do Plasmodium falciparum (PfHRP-2) para o diagnóstico do P. falciparum.

Metodologia: Foi efectuado um estudo transversal nos Hospitais de Ensino Pediátrico de Sennar e nos Hospitais de Ensino de Sennar. Os participantes que se apresentavam com sintomas suspeitos de malária nas consultas externas dos dois hospitais eram elegíveis. As amostras de sangue foram examinadas através de um teste de diagnóstico rápido e os esfregaços parasitológicos finos e espessos foram examinados microscopicamente. Neste estudo, comparámos o desempenho do RDT Pf com a microscopia de esfregaços de sangue corados com Giemsa. A sensibilidade, a especificidade, os valores preditivos e a exatidão foram calculados utilizando o exame parasitológico microscópico como padrão de ouro.

Resultados: No total, 295/907 (32,5%) participantes foram positivos no teste de diagnóstico rápido e 291/907 (31,1%) tiveram uma microscopia de malária positiva, A sensibilidade do teste de diagnóstico rápido foi de 88,3% (95% CI, 83,9-91,6) e a especificidade foi de 93,8% (95% CI, 91,5- 95,5), com valores preditivos positivos e negativos (PPV e NPV) de 87,1% (95% CI, 82,6-90,6) e 94,4% (95% CI, 92,2-96) respetivamente. No total, 213/456 (46,7%) crianças foram positivas no teste de diagnóstico rápido e 209/456 (45,8%) tiveram uma microscopia positiva, a sensibilidade do teste de diagnóstico rápido foi de 92,8% e a especificidade foi de 92,3% com um valor preditivo positivo e um valor preditivo negativo de 95,7% e 96,3%, respetivamente. No total, 82/451 (18,2%) adultos apresentaram resultados positivos no teste de diagnóstico rápido e na microscopia. A sensibilidade do teste de diagnóstico rápido foi de 76,8% e a especificidade de 94,8%, com um valor preditivo positivo e um valor preditivo negativo de 76,8% e 94,8%, respetivamente. No estudo global, a correlação entre a densidade do parasita e o resultado do teste de diagnóstico rápido (0,0101, valor de P = 0,088), e apenas 1% da variabilidade do resultado do teste de diagnóstico rápido pode ser explicada pela densidade do parasita.

Conclusões: Neste estudo, verificou-se que a exatidão do teste de diagnóstico rápido da malária era elevada em crianças e adultos. Verificou-se que o nível de parasitemia não afectava os resultados do teste de diagnóstico rápido tanto em crianças como em adultos.

الخلاصة:

مقدمة: لقد تم تطوير العديد من الاختبارات التشخيصية السريعة لحالات الملاريا فى المناطق التى لايكون الفحص المجهرى متوفر بها ، والفحص السريع والمستخدم من قبل البرنامج القومى لمكافحة الملاريا اصبح مشكوك فى دقته وحساسيته التشخيصية للأطفال والكبار. وقد أجريت الدراسة الحالية لتقييم أداء اختبار التشخيص السريع لبلازموديم الفالسبرم في الأطفال و والكبار في محلية سنار بولاية سنار فى السودان. هذا الاختبار يكشف عن مستضد لبلازموديم الفالسبرم ذات الحامض الاميني الغنية بالبروتين ٢ (PfHRP -2).

المنهجية : أجريت دراسة مقطعية في مستشفى الأطفال التعليمى ومستشفى سنار التعليمى . والمشاركون الذين حضروا لحوادث المستشفيات السابقة الذكر ويشكون من أعراض يشتبه أن تكون أعراض ملاريا وبذلك يكونوا مؤهلين لدخول هذة الدراسة .وبعد موافقتهم تم جمع عينات دم من الإصبع لفحصها بالفحص السريع وتكوين مسحات طفيلية رقيقة وسميكة للفحص المجهري . في هذه الدراسة قمنا بمقارنة أداء اختبارات الفحص السريع مع عينات الدم المجهرية المصبوغة بالجمسا. وتم حساب كلأ من الحساسية ، النوعية ، القيم التنبؤية الموجبة والسالبة و دقة الفحص السريع باستخدام الفحص المجهري الطفيلى كمعيار قياسى.

النتيجة: في المجموع الكلي للعينات ، كانت ٩٠٧/٢٩٥ (٣٢.٥ %) من المشاركين إيجابية في اختبار الفحص السريع وكانت ٩٠٧/٢٩١ (٣١.١ %) إيجابية بالفحص المجهري للملاريا ، وكانت حساسية اختبارات الفحص السريع هى ٨٨.٣ % (٩٥ % CI ، 83،91-9،6 كان) وخصوصيتة ٩٣.٨ % (٩٥ % CI ، 5،5-95،91) ، مع القيم التنبؤية الإيجابية والسلبية (PPV و NPV) من ٨٧.١ % (٩٥ % CI ، 82،90-6،6) و ٩٤.٤ % (٩٥ % CI ، 92،96-2) على التوالي .

في المجموع الكلى للأطفال ، كانت ٤٥٦/٢١٣ (٤٦.٧%) هى نسبة الإيجابية بالفحص السريع و٤٥٦/٢٠٩ (٤٥.٨%) أكتشفت مجهرياً وكانت حساسية أختبار الفحص السريع هى ٩٢.٨% و كانت ٩٢.٣% هى خصوصيته و القيم التنبؤية الإيجابية والسلبية هى ٩٥.٧ % و ٩٦.٣ % على التوالي.

في المجموع الكلى للكبار: كانت ٤٥١/٨٢ (١٨.٢ %) هى نسبة الإيجابية بالفحص السريع والمجهر معاً وكانت حساسية أختبار الفحص السريع هى ٧٦.٨ % و كانت خصوصيته هى ٩٤.٨ % و القيم التنبؤية الإيجابية والسلبية هى ٧٦.٨ % و ٩٤.٨ % على التوالي.

في الدراسة الكلية للعلاقة بين نتيجة الفحص السريع وكثافة الطفيل أثبتت التحليلات التصحيحية كلأتى: (٠.٠١٠١ ، P = 0.088 القيمة) . و هناك ١% فقط من التباين في اختبارات الفحص السريع مع كثافة الطفيل مما يفسر أن نتيجة الفحص السريع لاتتأثر بكثافة الطفيل كما ورد فى هذة الدراسة.

أستنتاج الدراسة: أثبتت أن أداء الفحص السريع SD للكشف عن الملاريا فالسبرم في المرضى الذين شخصوا جيد جداً في الأطفال و الكبار.

Índice

Lista de abreviaturas

Ab	Antibody
ACT	Artemisinin-based Combination Therapy
Ag	Antigen
DNA	Deoxyribonucleic Acid
GluDH	Glutamate Dehydrogenase
HRPII	Histidine-rich Protein 2
ICS	Immunochromatographic Strip
IgG	Immunoglobulin G
IgM	Immunoglobulin M
LLD	Lower Limit of Detection
MRDT	Malaria Rapid Diagnostic Tests
MSP	Merozoite Surface Proteins
NK	Natural Killer
NMCP	National Malaria Control Program
NPV	Negative Predictive Value
PCR	Polymerase Chain Reaction
pf	Plasmodium Falciparum
pLDH	Plasmodium Lactate Dehydrogenase
POC	Point of-Care
PPV	Positive Predictive Value

UM	Uncomplicated Malaria
RBC	Red Blood Cell
RDT	Rapid diagnostic test
SD	Standard Diagnostic
SM	Severe Malaria
TCR	T-cell Receptors
WBCs	White Blood Cells
WHO	World Health Organization

CAPÍTULO 1

Introdução

Um dos problemas mais graves no controlo da morbilidade e da mortalidade causadas pela malária é o acesso limitado a um diagnóstico eficaz nas zonas endémicas. Os dados mais recentes da OMS indicam que a malária causa cerca de 660 000 mortes por ano em 219 milhões de casos de doença. Estima-se que 3,4 mil milhões de pessoas estavam em risco de contrair malária em 2012. Deste total, 2,2 mil milhões estavam em risco baixo (<1 caso notificado por 1000 habitantes), dos quais 94% viviam em regiões geográficas que não a região africana. Os 1,2 mil milhões em risco elevado (>1 caso por 1000 habitantes) viviam sobretudo na região africana (47%) e na região do Sudeste Asiático (37%) [1].

A Organização Mundial de Saúde estima que metade da população mundial está em risco de contrair paludismo, com 225 milhões de pessoas a desenvolver paludismo clínico em 2009 (78% em África) e 781 000 mortes (91% em África, a maioria das quais de crianças) [2]. Uma criança morre de paludismo a cada minuto, sendo que nove em cada 10 mortes por paludismo em todo o mundo ocorrem em África [1]. O paludismo continua a ser endémico em 106 países e, embora o diagnóstico baseado em parasitas esteja a aumentar, a maior parte dos casos suspeitos de paludismo ainda não são devidamente identificados, o que resulta numa utilização excessiva de medicamentos antimaláricos e numa monitorização deficiente da doença. A OMS recomenda que a gestão de casos de paludismo se baseie no diagnóstico baseado em parasitas em todos os casos. A utilização de testes de diagnóstico rápido de deteção de antigénios (RDT) constitui uma parte vital desta estratégia, formando a espinha dorsal da expansão do acesso ao diagnóstico do paludismo, uma vez que proporcionam um diagnóstico baseado em parasitas em zonas onde não é possível manter uma microscopia de boa qualidade [1].

A malária é um dos principais problemas de saúde pública e uma das causas de morbilidade e mortalidade no Sudão. Cerca de 75% da população (24 milhões) está em risco de contrair paludismo. Os casos de paludismo registados representam 9,3% das consultas externas e cerca de 8,7% dos internamentos hospitalares A transmissão do paludismo no Sudão é sazonal, dependendo da precipitação. As duas principais estações de transmissão da malária no Sudão são de junho a julho e de outubro a novembro, exceto nas cidades urbanas e nos sistemas de irrigação, que podem ter outra transmissão durante o inverno, de dezembro a fevereiro. O *Plasmodium falciparum* é responsável por mais de 95% dos casos de malária no Sudão. No entanto, registou-se um aumento dos casos de *P. vivax* nos últimos anos [3].

Uma das principais intervenções da estratégia global de controlo da malária para uma gestão eficaz da doença é o diagnóstico rápido e preciso. O diagnóstico clínico é amplamente utilizado em zonas onde não existem instalações laboratoriais; no entanto, não é fiável devido à natureza inespecífica dos sinais e sintomas da malária.

O diagnóstico de alta qualidade da malária é importante em todos os contextos, uma vez que um diagnóstico incorreto pode resultar em morbilidade e mortalidade significativas. A OMS recomenda o diagnóstico imediato da malária, quer por microscopia quer por teste de diagnóstico rápido da malária (RDT), em todos os doentes com suspeita de malária, antes da administração do tratamento. Os testes de diagnóstico melhoram o tratamento de todos os doentes com doenças febris e podem também ajudar a reduzir o aparecimento e a propagação da resistência aos medicamentos, reservando os antipalúdicos para as pessoas que têm efetivamente a doença.

A microscopia continua a ser a norma de ouro para o diagnóstico laboratorial da malária, embora não esteja disponível nem seja acessível na maioria das unidades de saúde periféricas em todos os estados [3]. A microscopia continua a ser a base do diagnóstico da malária na maioria dos grandes centros de saúde e hospitais, mas a qualidade do diagnóstico baseado na microscopia é frequentemente inadequada. A recente introdução de testes de diagnóstico rápido (RDT) para a malária pode ser um passo significativo na deteção de casos, na gestão e na redução de tratamentos desnecessários. Esses RDT podem também ser úteis para o diagnóstico da malária durante a gestão domiciliária de base comunitária e os inquéritos de base populacional e para proporcionar tratamento imediato com base nos resultados. No entanto, a exatidão dos RDT em condições de terreno em unidades de saúde periféricas continua a ser questionável [4].

Os testes de diagnóstico da malária melhoram a qualidade dos cuidados prestados a todos os pacientes com doenças febris. É o primeiro passo do método recomendado pela OMS T3: Testar. Tratar. Seguimento do tratamento do paludismo [4].

A exatidão destas técnicas para a deteção de parasitas da malária e o tratamento da malária em diferentes grupos populacionais em diferentes contextos não foi claramente estabelecida. Alguns estudos analisaram a sensibilidade e a especificidade destas técnicas alternativas. Outros estudos avaliaram a sensibilidade e a especificidade em diferentes populações e contextos epidemiológicos com a microscopia ótica como padrão de ouro [5].

No entanto, a sensibilidade da microscopia ótica não é de 100% e pode variar muito, especialmente em baixas densidades de parasitas, e depende da experiência do técnico. Quando se efectuam comparações de diferentes técnicas de diagnóstico em mais do que uma população, é possível estimar a sensibilidade e a especificidade sem assumir que qualquer dos métodos é perfeito [5]. Neste caso, realizámos um estudo para avaliar a precisão do teste de diagnóstico rápido na deteção, diagnóstico e tratamento da malária em crianças e adultos em zonas endémicas, na localidade de Sennar.

1.2. Justificação.

O Ministério Federal da Saúde do Sudão, através do PNCM, planeou aumentar o diagnóstico da malária introduzindo RDT para melhorar a gestão dos casos e reduzir a dispensa inadequada de ACT. Os RDT foram introduzidos no país no início de 2007 [6]. No entanto, os RDT têm, como confirmado em diferentes estudos, alguns desafios técnicos e operacionais, incluindo a sua exatidão e implementação. A exatidão dos RDT, que é geralmente medida pela sua sensibilidade e especificidade (quando comparada com a microscopia como padrão de ouro), é muito importante para evitar a recusa de medicamentos antipalúdicos a doentes com paludismo devido a resultados falsos negativos e a dispensa desnecessária de medicamentos através do tratamento de doentes com RDT falsos positivos. O NMCP recebeu vários telefonemas e comunicações de pediatras e médicos que trabalham em ambulatório, afirmando que o teste de diagnóstico rápido não estava a

funcionar bem em crianças pequenas (comunicação pessoal) e que o mesmo se verificava em adultos [3 e 7].
O teste de diagnóstico rápido da malária fabricado para a estirpe de parasitas da malária é diferente da estirpe
de parasitas da malária do Sudão [8]. Por conseguinte, este estudo foi concebido para verificar a exatidão do
teste de diagnóstico rápido da malária em crianças e adultos.

1.3. Objectivos do estudo

1.3.1. Objetivo geral:

Estudar o desempenho do teste de diagnóstico rápido da malária em crianças e adultos em dois
hospitais da localidade de Sennar, 2012

1.3.2. Objectivos específicos:

1. Avaliar a exatidão do teste de diagnóstico rápido da malária em casos de malária em crianças e
   adultos em comparação com a microscopia
2. Avaliar a sensibilidade, a especificidade, o valor preditivo positivo e o valor preditivo negativo do
   teste de diagnóstico rápido da malária em crianças, em comparação com a microscopia.
3. Avaliar a sensibilidade, a especificidade, o valor preditivo positivo e o valor preditivo negativo do
   teste de diagnóstico rápido da malária em adultos em comparação com a microscopia.
4. Avaliar a sensibilidade e a especificidade do teste de diagnóstico rápido da malária em relação a
   diferentes densidades de parasitas e estádios parasitários.

CAPÍTULO 2

Revisão da literatura

A malária é uma doença protozoária causada pela infeção com parasitas do género plasmodium e transmitida aos seres humanos por certas espécies de fêmeas infectadas do mosquito *Anopheline*. A malária é uma das doenças infecciosas mais importantes da humanidade e continua a causar mortalidade e morbilidade significativas em todo o mundo [9].

A doença está disseminada nas regiões tropicais e subtropicais numa vasta faixa à volta do equador, incluindo grande parte da África Subsariana, da Ásia e das Américas. Mais de um terço da população mundial (cerca de 2 mil milhões de pessoas) vive em zonas endémicas de paludismo e calcula-se que mil milhões de pessoas sejam portadoras de parasitas em qualquer altura. As estimativas da mortalidade anual por paludismo variam entre 0-5 e 3-0 milhões de pessoas [10].

Estas estimativas são imprecisas porque houve pouco investimento em documentação correta da epidemiologia e do fardo do paludismo [11].

A distribuição global foi de 80-90% dos casos em África, 40-50% dos casos no Pacífico Ocidental e no Sudeste Asiático, 4-30% no Sul da Ásia, na América do Sul e no resto dos trópicos.

Atualmente, o paludismo continua a ser endémico em 106 países ou zonas do mundo consideradas maléficas. As estimativas indicam que metade da população mundial está em risco de contrair malária. Em 2010, estima-se que tenham ocorrido 216 milhões de episódios de malária, dos quais cerca de 81%, ou seja, 174 milhões de casos, na região africana. Estima-se que tenham ocorrido 655 000 mortes por paludismo em 2010, 91% das quais em África, a maioria das quais em crianças. Embora o diagnóstico baseado em parasitas esteja a aumentar, a maioria dos casos suspeitos de paludismo ainda não está devidamente identificada, o que resulta numa utilização excessiva de medicamentos antimaláricos e numa monitorização deficiente da doença [10].

Em muitos países ou zonas de risco, as principais zonas urbanas - mas não necessariamente as periferias das cidades - estão livres de transmissão de paludismo. Contudo, o paludismo pode ocorrer nas principais zonas urbanas de África e, em menor grau, na Índia. Normalmente, o risco é menor em altitudes superiores a 1500 m, embora em condições climáticas favoráveis a doença possa ocorrer em altitudes até quase 3000 m. O risco de infeção também pode variar consoante a estação do ano, sendo mais elevado no final da estação das chuvas ou pouco depois.

(http://www.who.int/ith/diseases/malaria/en/). A doença tem um pesado fardo em alguns países, onde pode ser responsável por 30-50% dos internamentos hospitalares, até 50% das consultas externas e até 40% das despesas de saúde pública [12].

Uma das principais intervenções da estratégia global de controlo da malária para uma gestão eficaz da doença é o diagnóstico rápido e preciso [13].

Desde a introdução do primeiro produto comercialmente disponível há 10 anos [14], os testes de diagnóstico rápido (RDT) têm sido amplamente utilizados para o diagnóstico do paludismo. Os RDT têm o potencial de melhorar a qualidade da gestão e reduzir a morbilidade e a mortalidade, especialmente em zonas remotas. A prevalência crescente de paludismo multirresistente e a subsequente alteração das políticas de tratamento para combinações de medicamentos mais dispendiosas, como a terapêutica combinada com artemisinina [15].

Natureza da doença

O paludismo é uma doença febril aguda com um período de incubação de 7 dias ou mais. Assim, uma doença febril que se desenvolva menos de 1 semana após a primeira exposição possível não é paludismo. A forma mais grave é causada pelo *P. falciparum*, que pode ser fatal se o tratamento for adiado para além das 24 horas após o início dos sintomas clínicos. As crianças pequenas, as mulheres grávidas, as pessoas imunodeprimidas e os viajantes idosos estão particularmente expostos ao risco de doença grave. A malária, especialmente *a P. falciparum,* em viajantes grávidas não imunes aumenta o risco de morte materna, aborto espontâneo, nado-morto e morte neonatal. As formas de paludismo humano causadas por outras espécies de Plasmodium causam uma morbilidade significativa, mas raramente põem a vida em risco [16].

O parasita da malária:

A malária é causada por um parasita unicelular do género Plasmodium. A malária humana é causada por cinco espécies diferentes de Plasmodium: *P. falciparum* (Welch, 1897), *P. vivax* (Crassi e Feletti, 1890), *P. malariae* (Laveran, 1881), *P. ovale* (Stephens, 1922) e P.

knowlesi (Chin W 1965). Os seres humanos são ocasionalmente infectados por espécies de Plasmodium que normalmente infectam animais, como o *P. knowlesi*, que causa malária em macacos de cauda longa *(Macaca fascicularis)* e que se encontra sobretudo em certas zonas do Sudeste Asiático [17],

O ciclo de vida da malária

O ciclo de vida do Plasmodium, embora complexo, é semelhante ao de várias outras espécies de Haemosporidia. Os esporozoítos libertados pelas glândulas salivares do mosquito entram na corrente sanguínea durante a alimentação. [18].

a. Estádios hepáticos

A maioria dos esporozoítos migra para o fígado e invade os hepatócitos. Os esporozoítos são eliminados da circulação em 30 minutos. Em seguida, amadurecem no hepatócito, formando um esquizonte que contém muitos merozoítos. Nalgumas espécies de *Plasmodium*, como o *Plasmodium vivax* e o *Plasmodium ovale,* o parasita no hepatócito pode não atingir imediatamente a maturação para um esquizonte, permanecendo como uma forma latente ou dormente, denominada hipnozoíto. Esta fase pode ser tão curta como 48 horas nos parasitas de roedores e tão longa como 15 dias no *P. malariae* em humanos [19].

b. Fase de eritrócitos

Os merozoítos individuais invadem os glóbulos vermelhos (eritrócitos) e sofrem uma ronda adicional de multiplicação, produzindo 12-16 merozoítos num esquizonte. Ciclo irregular para *P. falciparum,* 48 horas para *P. vivax* e *P. ovale,* e 72 horas para *P. malariae.* [20] Dentro dos eritrócitos, o merozoíto cresce primeiro para uma forma anelar e depois para uma forma maior de trofozoíto. Na fase de esquizonte, o parasita divide-se várias vezes para produzir novos merozoitos, que deixam os glóbulos vermelhos e viajam na corrente sanguínea para invadir novos glóbulos vermelhos [21].

Nem todos os merozoítos se dividem em esquizontes; alguns diferenciam-se em formas sexuais, gametócitos masculinos e femininos (também no sangue), este processo de diferenciação em gametócitos parece ocorrer na medula óssea. Os gametócitos aparecem no sangue após alguns dias de infeção. Nas infecções por *P. falciparum*, aparecem após 7 a 15 dias, enquanto noutros casos aparecem após 1 a 3 dias. A semi-vida dos gametócitos foi estimada entre 2 e 3 dias, mas sabe-se que alguns persistem até quatro semanas [22],
Estes gametócitos são absorvidos por uma fêmea de mosquito *Anopheles* durante uma refeição de sangue. No intestino médio do mosquito, o gametócito masculino sofre uma rápida divisão nuclear, produzindo oito microgametas flagelados que fertilizam o macrogameta feminino.
É muito difícil distinguir os gametócitos da fase inicial 1 dos pequenos trofozoítos redondos. Estas formas podem ser encontradas entre o dia 0 e o dia 2 em infecções por P *falciparum*, mas no dia 3 e 4 havia gametócitos típicos da fase II em infecções *por P falciparum* [23]. O diagrama abaixo mostra claramente o ciclo de vida e a transmissão do parasita:

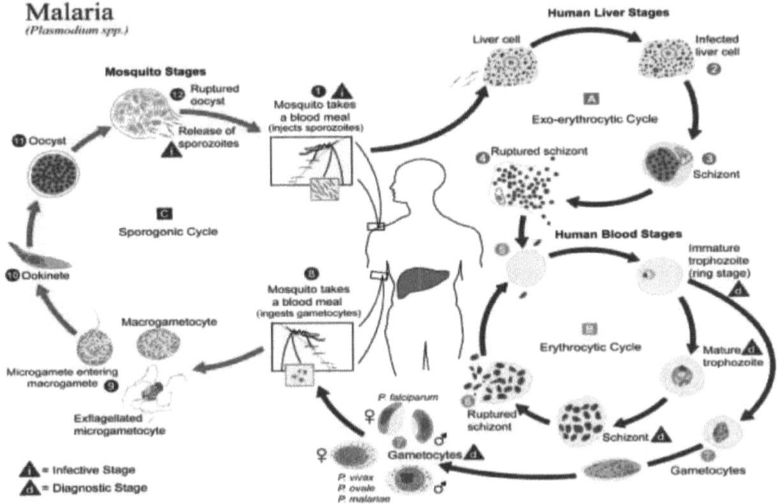

O ciclo de vida do parasita da malária

Fonte:

http://commons.wikimedia.Org/wiki/File:Plasmodium_lifecycle_PHIL_3405_lores.jpg

Caraterísticas clínicas da malária

A malária provoca uma doença febril aguda que pode ser caracterizada por paroxismos febris periódicos de 48 a 72 horas com intervalos febris assintomáticos e uma tendência para recrudescer ou recair durante um período de meses a muitos anos. A gravidade e a evolução de um ataque de paludismo dependem de: A espécie e a estirpe do parasita infetante, a origem geográfica da infeção, a idade, a constituição genética, o estado de imunidade, a saúde geral e o estado nutricional do doente e qualquer quimioprofilaxia ou quimioterapia que tenha sido utilizada. Não existe nenhuma caraterística clínica absolutamente diagnóstica da malária, exceto os paroxismos regulares de febre com intervalos praticamente assintomáticos

Malária não complicada

O ataque típico compreende três fases distintas:

Fase fria: O início da doença é marcado por lassidão, náuseas e sensação de frio, seguidas de rigores numa hora ou mais. A temperatura sobe rapidamente para 39-41 °C, com dores de cabeça fortes e vómitos. Na parte inicial desta fase, a pele fica fria; mais tarde, torna-se quente. Os parasitas são normalmente detectáveis no sangue. O pulso é rápido e pode ser fraco. Esta fase dura 1/4 a 1 hora.

Fase quente: A pele está quente e seca ao toque. A dor de cabeça é intensa, mas as náuseas geralmente diminuem. Ô pulso está cheio e a respiração é rápida. Esta fase dura de 2 a 6 horas.

Fase de transpiração: A febre surge de madrugada com sudação abundante. A temperatura desce rapidamente para o normal e a pele fica fresca e húmida. A frequência do pulso torna-se mais lenta, o doente sente-se aliviado e adormece frequentemente. Esta fase dura 2-4 horas [24].

Mais frequentemente, o doente apresenta uma combinação dos seguintes sintomas: Febre, calafrios, suores, dores de cabeça, náuseas, vómitos, diarreia, dores no corpo e mal-estar geral [25].

A malária pode causar anemia e iterícia devido à perda de glóbulos vermelhos. Os sintomas aparecem geralmente entre 10 e 15 dias após a picada do mosquito.

Os achados físicos podem incluir: Temperatura elevada, transpiração, fraqueza e baço aumentado. Na malária *por P. falciparum*, os resultados adicionais podem incluir: Icterícia ligeira, aumento do fígado e aumento da frequência respiratória [25].

Malária grave

A malária grave ocorre quando as infecções *por P. falciparum* são complicadas por falhas graves de órgãos ou anomalias no sangue ou no metabolismo do doente. As manifestações da malária grave incluem:

Malária cerebral, com comportamento anormal, perturbação da consciência, convulsões, coma ou outras anomalias neurológicas, anemia grave devido a hemólise (destruição dos glóbulos vermelhos), hemoglobinúria, edema pulmonar ou síndroma de dificuldade respiratória aguda (SDRA), que pode ocorrer mesmo depois de as contagens de parasitas terem diminuído em resposta ao tratamento, e colapso cardiovascular e choque [26]. Anomalias da coagulação sanguínea e trombocitopenia.

Outras manifestações que devem suscitar preocupação são: Insuficiência renal aguda, hipoglicemia, hiperparasitemia, acidose metabólica frequentemente associada a hipoglicemia. A hipoglicemia também pode ocorrer em mulheres grávidas com paludismo sem complicações ou após tratamento com quinino [27]. O paludismo grave ocorre mais frequentemente em pessoas que não têm imunidade ao paludismo ou cuja imunidade diminuiu. Em todas as zonas, o paludismo grave é uma emergência médica e deve ser tratado com urgência e de forma agressiva. Em geral, o paludismo é uma doença curável se for diagnosticada e tratada pronta e corretamente [27].

Diagnóstico da malária

A chave para uma gestão eficaz da malária é um diagnóstico rápido e exato. O diagnóstico exato da malária é necessário para prevenir a morbilidade e a mortalidade, evitando ao mesmo tempo a utilização desnecessária de agentes antimaláricos.

Um grande desafio para o tratamento da malária é o diagnóstico rápido e correto da infeção por malária. O diagnóstico é fundamental porque o tratamento precoce ajuda a reduzir a morbilidade e a mortalidade.

Infelizmente, o diagnóstico da malária é muitas vezes problemático e, por isso, representa um obstáculo significativo ao controlo eficaz da doença. O "padrão de ouro" para o diagnóstico da malária é a microscopia ótica convencional baseada no exame cuidadoso de uma película de sangue por um microscopista especializado. Finalmente, a microscopia depende de boas técnicas, reagentes, microscópios e técnicos bem treinados e bem supervisionados. [4].

Para além da microscopia, foram recentemente desenvolvidos outros métodos para a deteção de parasitas da malária. Os antigénios do parasita e outros produtos podem ser detectados por testes rápidos "dipstick", e o ADN do parasita pode ser detectado por reação em cadeia da polimerase (PCR). A PCR é atualmente o teste mais preciso e pode identificar níveis baixos de infeção não detectáveis por outros métodos.

A serologia detecta anticorpos contra os parasitas da malária. Estes anticorpos são produzidos pela resposta imunitária da pessoa infetada e podem persistir no sangue durante vários meses após o fim da infeção [4].

Diagnóstico clínico:

Em contextos em que a microscopia não está disponível ou não é fiável, os profissionais de saúde utilizam normalmente o julgamento clínico para diagnosticar a malária.

O acesso a cuidados médicos é limitado em muitas zonas endémicas de paludismo. Quando existem serviços médicos, estes carecem geralmente de instalações para diagnóstico laboratorial. Em consequência, o tratamento do paludismo é dado principalmente com base no diagnóstico clínico ou no auto-diagnóstico. Contudo, o diagnóstico clínico é muito impreciso, mesmo em zonas onde o paludismo é uma causa comum de febre, porque os sinais e sintomas do paludismo não complicado são inespecíficos e sobrepõem-se aos de outras doenças infecciosas febris, [28] e porque a sensação subjectiva de febre não é fiável. A especificidade do diagnóstico clínico (ou seja, febre declarada) é de apenas 20 a 60% em comparação com a microscopia. [29].

Tratamento da malária:

O tratamento precoce e eficaz da malária é a pedra angular do controlo da malária, e a seleção adequada de medicamentos antimaláricos de primeira e segunda linha para os programas nacionais baseia-se inteiramente na eficácia dos medicamentos contra o parasita da malária.

A OMS recomenda que todas as pessoas de todas as idades em todos os contextos epidemiológicos com suspeita de paludismo recebam uma confirmação parasitológica do diagnóstico por microscopia ou teste de diagnóstico rápido (RDT), e que o paludismo não complicado por P. falciparum seja tratado com um ACT. O Quinine é utilizado na malária complicada. A dose oral de Quinine é de 10 mg de sal/kg de peso corporal, de 8 em 8 horas durante 7 dias. Esta deve ser administrada apenas a casos de paludismo confirmados laboratorialmente [30]

Controlo da malária:

O controlo desta temível ameaça envolveria, portanto, três seres vivos: O homem (o hospedeiro), o Plasmodia (o agente) e o mosquito Anopheles (o vetor). O parasita é altamente adaptável, esconde-se no homem e nos mosquitos e também desenvolveu resistência aos medicamentos. Os mosquitos também se deslocam, são altamente adaptáveis e demonstraram resistência aos insecticidas. Por conseguinte, é importante visar os ovos e as larvas que não voam. Por conseguinte, para uma luta eficaz contra a malária, é necessário atacar primeiro o homem, depois os mosquitos e continuar a tentar combater o parasita através do desenvolvimento de medicamentos e vacinas eficazes. Diagnóstico e tratamento precoces: Este é um aspeto muito importante do controlo da malária. De facto, a deteção e o tratamento precoces da própria doença são suficientes para controlar esta epidemia nas suas fases iniciais. Deste modo, a carga parasitária na comunidade é reduzida, diminuindo assim a transmissão da doença [31]

A malária e o sistema imunitário nos seres humanos

A infeção por paludismo dá origem a respostas do hospedeiro que são reguladas pelo sistema imunitário inato e adaptativo, bem como por factores ambientais. A imunidade adquirida é específica da espécie e da fase. Raramente é estéril, mas sim associada a uma parasitemia de baixo grau e a episódios de doença clínica ao longo da vida

Nas zonas endémicas, as crianças nascidas de mães imunes estão protegidas contra a doença durante o primeiro semestre de vida pelos anticorpos maternos. A esta imunidade passiva seguem-se cerca de 2 anos de suscetibilidade acrescida antes da aquisição de imunidade ativa.

Em geral, a aquisição de imunidade ativa à malária é lenta e requer uma exposição repetida ao parasita para ser mantida. A variabilidade genética tanto do hospedeiro humano como do parasita, a imunossupressão induzida pelo parasita e outras razões são responsáveis por esta instabilidade [32].

Para as pessoas expostas ao paludismo pela primeira vez, existe uma gama de resultados possíveis, desde a morte num extremo até ao aparecimento ocasional de resistência à infeção no outro. Neste caso, qualquer resistência é inespecífica; não depende da exposição prévia à malária e pode ser adquirida ou inata. É claro que a situação não é necessariamente clara e, em qualquer indivíduo, vários factores podem interagir, por exemplo, quando factores genéticos inatos exercem o seu efeito na aquisição de imunidade específica. A imunidade (ou, mais exatamente, a tolerância) à malária P. falciparum ocorre naturalmente, mas apenas em resposta a anos de infeção repetida [33].

Um indivíduo pode ser protegido de uma infeção por P. falciparum se receber cerca de mil picadas de mosquitos portadores de uma versão do parasita tornada não infecciosa por uma dose de irradiação de raios X [34],

Imunidade adquirida à malária

Nas zonas endémicas estáveis, a morbilidade e a mortalidade recaem sobre as crianças pequenas, mas o paludismo é uma doença relativamente ligeira nos adultos. Isto deve-se à aquisição de imunidade específica. As crianças nascidas de mães imunes parecem ser elas próprias relativamente imunes ao paludismo durante algum tempo. Não é raro encontrar um número reduzido de parasitas no sangue do cordão umbilical, mas estes não dão origem a infecções evidentes. Isto contrasta com a situação em zonas menos estáveis onde ocorre paludismo congénito clinicamente grave. A criança permanece relativamente protetora durante um período de 3 a 6 meses após o nascimento. Se a transmissão for intensa, a criança pode tornar-se parasítica durante este período, e por vezes tem, mas raramente manifesta quaisquer caraterísticas graves de paludismo. Em resumo, comportam-se como adultos imunes [35].

Imunidade inata da malária

Os mecanismos inatos de inibição do crescimento do parasita pelo hospedeiro humano são provavelmente a razão para as baixas parasitemias observadas na infeção aguda por P. falciparum [36].

Os mecanismos humorais e celulares desta defesa "não específica" estão mal definidos. Estudos recentes em sistemas não parasitários demonstraram que uma família de proteínas receptoras codificadas na linha germinal é importante para a defesa inata do hospedeiro, tanto em invertebrados como em vertebrados. Nos mamíferos, a ativação dos macrófagos através destes "receptores do tipo toll" conduz à indução de genes efectores cujos produtos controlam e executam esta defesa inata numa grande variedade de sistemas bacterianos e virais [37].

Embora ainda não tenha sido tão extensivamente investigado para as infecções parasitárias, é provável que este sistema seja de igual importância para a defesa inata contra a malária.

A infeção por malária dá origem a concentrações sanguíneas fortemente elevadas de imunoglobulina não específica da malária, mas a importância da ativação policlonal subjacente das células B para a imunidade inata não é conhecida. Isto também é verdade para as células T CD4 de dadores não infectados com malária que respondem por proliferação in vitro e produção de citocinas após exposição a antigénios da malária [38].

Em contrapartida, os neutrófilos, os fagócitos mononucleares e as células assassinas naturais (NK) parecem desempenhar um papel na imunidade inata observada no início das infecções por malária. Em particular, foi demonstrado que as células NK aumentam em número e são capazes de lisar eritrócitos infectados com Plasmodium falciparum in vitro [39].

No entanto, as células NK são também potentes produtoras de citocinas como o interferão-_ (IFN_) e esta capacidade, que leva à ativação de macrófagos parasitários, pode ser mais importante para a imunidade inata contra a malária do que o seu potencial para lisar eritrócitos infectados do hospedeiro [40].

Os tipos de células relacionadas que provavelmente desempenham um papel na imunidade inata à malária são as células NKT que, nos ratinhos, transportam o marcador de superfície NK1.1 e   os receptores de células T ____ (TCR).

Estas células são inibidores potentes da replicação do parasita na fase hepática em sistemas de malária de ratinho in vitro [41].

Imunidade humoral

Em residentes de áreas endémicas, a infeção por paludismo induz fortes respostas imunitárias humorais, envolvendo a produção de predominantemente IgM e IgG, mas também de outros isótipos de imunoglobulina. Embora uma grande proporção desta imunoglobulina não seja específica da malária, reflectindo a ativação policlonal das células B, até 5% ou mais representam anticorpos específicos da espécie e da fase, que reagem com uma grande variedade de antigénios do parasita. A transferência passiva de IgG de dadores imunes já sugeria há muito tempo que os anticorpos podem ser protectores, reduzindo a parasitemia e a doença clínica [42].

Anticorpos

A infeção por malária induz a produção de imunoglobulinas policlonais e específicas. Embora os anticorpos de diferentes isótipos possam ter funções protectoras, a IgG é mais importante a este respeito. Em indivíduos protegidos, os anticorpos citofílicos dos isótipos IgG 1 e IgG3 são frequentemente predominantes [43].

Foram registadas elevações significativas de anticorpos IgG3 em determinadas populações e associadas a episódios de doença [43].

No entanto, concentrações elevadas de anticorpos IgG2 também podem estar associadas a um menor risco de infeção por P. falciparum [43].

As infecções por malária, tanto em seres humanos como em animais experimentais, estão também associadas a elevações nos anticorpos IgE totais e IgE anti-malária [44],

A elevação da IgE parece estar associada à patogénese da malária, uma vez que as concentrações sanguíneas deste isótipo são significativamente mais elevadas em doentes com doença cerebral ou outras formas de doença grave do que naqueles com malária não complicada [45].

Microscopia básica da malária

Os microscopistas são vitais para os programas de luta contra o paludismo, e as suas competências técnicas e de diagnóstico são utilizadas tanto em serviços curativos como na vigilância da doença [46]

Durante quase cem anos, a visualização microscópica direta do parasita nos esfregaços de sangue espessos e/ou finos tem sido o método aceite para o diagnóstico da malária na maioria dos locais, desde o laboratório clínico até aos inquéritos de campo.

O exame cuidadoso de um filme de sangue bem preparado e bem corado continua a ser atualmente o "padrão de ouro" para o diagnóstico do paludismo [4 & 30].

Este método é relativamente simples e tem baixos custos diretos, mas a sua fiabilidade é questionável, particularmente em níveis baixos de parasitemia e na interpretação da infeção mista [47 & 48].

O exame microscópico de esfregaços de sangue corados continua a ser o "padrão de ouro" para a deteção da parasitemia do paludismo. A sensibilidade deste método pode ser excelente, com a deteção de densidades de parasitas da malária tão baixas como 5 a 10 parasitas/ ! de sangue (aproximadamente 0,0001% de parasitemia) [6].

A microscopia permite determinar a espécie infetante, bem como o estádio dos parasitas em circulação. Além disso, é possível determinar a densidade de parasitas em circulação.

A microscopia é o método mais comummente utilizado para detetar o parasita da malária - cerca de 165 milhões de análises de sangue foram examinadas para detetar a malária em 2010. Apesar da sua utilização generalizada, o diagnóstico por microscopia tem dois inconvenientes principais: muitos locais (especialmente rurais) não estão equipados para efetuar o teste, e a exatidão dos resultados depende tanto da competência da pessoa que examina a película de sangue como dos níveis do parasita no sangue. A sensibilidade das películas de sangue varia entre 75-90% em condições óptimas e 50% [49].

Os níveis de exatidão baseiam-se em graus mínimos de competência, como definido no manual da OMS para garantia da qualidade da microscopia da malária. Os níveis são geralmente fixados em 80-95%. Por exemplo, um microscopista que trabalhe a nível periférico deve ser capaz de detetar a presença de um parasita com exatidão em 90% das lâminas (após análise de um conjunto padrão de lâminas para acreditação) e identificar a espécie de plasmódio com exatidão em 80% das lâminas [5]-.

Procedimentos operacionais normalizados:

Os procedimentos operacionais normalizados são amplamente utilizados pelos clínicos e pelos laboratórios. Foram descritos como "um conjunto de instruções escritas que documentam a forma correta de realizar uma atividade rotineira ou repetitiva". Esta é uma definição simplista, utilizada para cada atividade que segue uma série de passos e cada passo deve ser alcançado de acordo com um padrão ou nível designado. Quando o passo é corretamente seguido e a norma é atingida, o produto do trabalho é satisfatório. O desvio das instruções dadas num procedimento operacional normalizado estabelecido resultará num produto de menor qualidade ou fiabilidade [5]. A microscopia é a norma de ouro para a confirmação laboratorial da malária. Entre os profissionais médicos, o método preferido para diagnosticar a malária e determinar que espécie de *Plasmodium* está a causar a infeção é o exame de uma película de sangue ao microscópio num laboratório. Cada espécie tem caraterísticas físicas distintas que são visíveis ao microscópio. No P. falciparum, apenas se observam trofozoítos e gametócitos iniciais (em forma de anel) no sangue periférico. É raro ver trofozoítos maduros ou esquizontes em esfregaços de sangue periférico, uma vez que estes estão normalmente sequestrados nos tecidos. Os eritrócitos parasitados não estão aumentados de tamanho, e é comum ver células com mais de um parasita no seu interior (eritrócitos multiparasitados). Ocasionalmente, são vistos pontos vermelhos fracos, em forma de vírgula, chamados "pontos de Maurer" na superfície dos eritrócitos. Os pontos em forma de vírgula também podem aparecer como manchas em forma de pera [50].

Lâminas para microscopia da malária

As lâminas de vidro utilizadas em microscopia, frequentemente designadas por "micro-lâminas", são normalmente fornecidas em caixas de 50 ou 72. Podem ser descritas no rótulo como "lavadas" ou "pré-limpas". Para a microscopia do paludismo, preferir lâminas de vidro simples de qualidade "superior", com bordos esmerilados e uma extremidade fosca. A extremidade fosca deve ser usada para etiquetar a lâmina. O vidro utilizado em lâminas de qualidade 'superior' não embacia nem se torna opaco em condições tropicais. As lâminas de vidro de qualidade inferior são mais baratas, mas deterioram-se rapidamente num clima quente e húmido; a lavagem não remove as manchas opacas e as lâminas são inúteis para a microscopia de precisão. Embora as lâminas sejam descritas como "lavadas" ou "pré-limpas", isso não significa que possam ser utilizadas diretamente da caixa. As microlâminas têm de ser lavadas, secas e acondicionadas antes de serem utilizadas para a obtenção de filmes de sangue [5].

Tipos de películas de sangue

Na microscopia da malária, são utilizados dois tipos de película de sangue ou esfregaço de sangue periférico:

Película de sangue espessa:

A película de sangue espessa concentra as camadas de glóbulos vermelhos numa pequena superfície e é corada como uma preparação não fixada utilizando a coloração de Field ou a coloração de Wright ou Giemsa diluída. A película de sangue espessa aumenta a sensibilidade da técnica de película de sangue e é muito melhor do que a película fina para a deteção de níveis baixos de parasitemia e reaparecimento de parasitas circulantes durante a recrudescência ou recaída da infeção. A lise das hemácias durante o processo de coloração pode dificultar o processo de pesquisa de parasitas até que se ganhe experiência em encontrar os parasitas entre os leucócitos e as plaquetas.

Película de sangue fina:

A película fina de sangue é fixada em metanol e corada com Giemsa diluído ou corante de Wright usando água tamponada a pH 7,2 para enfatizar as inclusões do parasita nas hemácias. Devido à monocamada fixa de hemácias disponível neste procedimento, a identificação morfológica do parasita ao nível da espécie é muito mais fácil e proporciona uma maior especificidade do que o exame de película espessa. O esfregaço de sangue fino é frequentemente preferido para a estimativa rotineira da parasitemia porque os organismos são mais fáceis de ver e contar. A capacidade de contar os parasitas em hemoculturas sequenciais permite monitorizar a resposta à terapêutica, em especial no caso de infecções *por P. falciparum.*

Preparação de uma película de sangue fina e espessa na mesma lâmina

As necessidades destes procedimentos constam do anexo (2). As películas de sangue são feitas colocando uma gota de sangue numa extremidade de uma lâmina e utilizando uma lâmina de espalhamento para dispersar o sangue ao longo do comprimento da lâmina. O objetivo é obter uma região, designada por monocamada, onde as células estão suficientemente espaçadas para poderem ser contadas e diferenciadas. A monocamada encontra-se na "borda emplumada" criada pela lâmina de dispersão à medida que esta puxa o sangue para a frente.

A lâmina é deixada a secar ao ar, após o que o sangue é fixado à lâmina por imersão breve em metanol. O fixador é essencial para uma boa coloração e apresentação dos pormenores celulares. Após a fixação, a lâmina é corada para distinguir as células umas das outras.

A análise de rotina do sangue nos laboratórios médicos é normalmente efectuada em películas de sangue coradas com a coloração de Romanowsky, Wright ou Giemsa. A coloração combinada de Wright-Giemsa é também uma escolha popular. Estas colorações permitem a deteção de anomalias nos glóbulos brancos, nos glóbulos vermelhos e nas plaquetas. Os hematopatologistas utilizam frequentemente outras colorações especializadas para ajudar no diagnóstico diferencial de doenças do sangue [51].

Vantagens e desvantagens da microscopia:

A microscopia oferece muitas vantagens:

1. É sensível. Quando utilizada por técnicos qualificados e cuidadosos, a microscopia pode detetar densidades tão baixas como 5-10 parasitas por pl de sangue. No entanto, em condições gerais de campo, as capacidades de deteção de um microscopista típico podem ser mais realisticamente situadas em 100 parasitas por pl de sangue [52],

2. É informativo. Quando são encontrados parasitas, estes podem ser caracterizados em termos da sua espécie *(P. falciparum, P. vivax, P. ovale, e/ou P. malariae)* e do estádio circulante (por exemplo, trofozoítos, esquizontes, gametócitos). Ocasionalmente, o microscopista especializado pode detetar alterações morfológicas induzidas por um tratamento medicamentoso recente. Além disso, as densidades dos parasitas podem ser quantificadas (a partir do rácio de parasitas por número de leucócitos ou eritrócitos). Estas quantificações são necessárias para demonstrar hiperparasitemia (que pode estar associada a malária grave) ou para avaliar a resposta parasitológica à quimioterapia.

3. É relativamente pouco dispendioso. As estimativas de custos para os países endémicos variam entre cerca de 0,12 e 0,40 dólares americanos por lâmina examinada (Palmer K, comunicação pessoal, 1999). No entanto, estes valores não reflectem o verdadeiro custo para o sistema de saúde ou para o doente, que pode ser substancialmente mais elevado. Além disso, o custo por teste aumentará se a utilização for baixa, ou se a microscopia no estabelecimento de saúde for usada apenas para diagnóstico de paludismo.

4. Trata-se de uma técnica de diagnóstico geral que pode ser partilhada com outros programas de controlo de doenças, como os programas contra a tuberculose ou as doenças sexualmente transmissíveis.

5. Pode fornecer um registo permanente (os esfregaços) dos resultados do diagnóstico e estar sujeito a um controlo de qualidade [4].

A microscopia sofre de três desvantagens principais.

1. É trabalhoso e demorado, exigindo normalmente pelo menos 60 minutos desde a colheita da amostra até ao resultado.

2. É exigente e depende absolutamente de boas técnicas, reagentes, microscópios e, acima de tudo, de técnicos bem formados e bem supervisionados. Infelizmente, estas condições não estão muitas vezes reunidas, nomeadamente nos níveis mais periféricos do sistema de saúde. Nestas circunstâncias, o diagnóstico microscópico corre o risco de se tornar um instrumento pouco fiável que consome recursos escassos para resultados duvidosos.

3. Frequentemente, os resultados da microscopia demoram muito tempo a ser fornecidos ao médico, pelo que as decisões sobre o tratamento são muitas vezes tomadas sem o benefício dos resultados [4],

Limitações da microscopia

As limitações da microscopia ótica normal (microscopia de campo claro) situam-se em três domínios;
1. A técnica só consegue captar eficazmente imagens de objectos escuros ou com forte refração.
2. A difração limita a resolução a aproximadamente 0,2 micrómetros.
3. A luz fora de foco proveniente de pontos fora do plano focal reduz a nitidez da imagem.

Diagnóstico alternativo da malária

Nos últimos anos, foram avaliados novos métodos tecnológicos como alternativas à microscopia. Estes métodos incluíram a deteção do antigénio da malária utilizando anticorpos monoclonais marcados, microscopia de fluorescência, citometria de fluxo, análise automatizada de células sanguíneas, inspeção quantitativa da camada leitosa, coloração com laranja de acridina, deteção de serologia e anticorpos, métodos de amplificação molecular e espetrometria de massa por dessorção a laser [53, 54 e 55]. O diagnóstico microscópico à distância através da telemedicina também foi avaliado, mas a qualidade das imagens e os requisitos em termos de infra-estruturas colocam desafios. Estes métodos têm vários pontos fortes e fracos, mas, em geral, são limitados pela necessidade de equipamento especializado, de consumíveis contínuos, de conhecimentos do operador, de custos, de tempo de execução do ensaio, de aplicabilidade no contexto de uma infeção aguda e/ou de disponibilidade [54].

Teste de diagnóstico rápido da malária (RTD):

Os testes de diagnóstico rápido do paludismo (MRDT) que utilizam a tecnologia imunocromatográfica de tira de fluxo lateral foram introduzidos no início dos anos 1990. A tecnologia imunocromatográfica continua a ser a base comum de todos os MRDT práticos atualmente em estudo [56]. As caraterísticas de desempenho incluem a capacidade (ou ausência) de distinguir entre espécies de paludismo; a sensibilidade e especificidade para a deteção de cada uma dessas espécies; o limiar de concentração parasitémica ou antigenémica a partir do qual o teste é capaz de identificar os seus alvos (limite inferior de deteção); e a capacidade de identificar infecções mistas. Para os doentes com resultados positivos, o tempo de eliminação do antigénio do parasita após a remoção dos parasitas é importante para determinar se o teste pode ser utilizado para monitorizar a terapêutica. A capacidade do teste para distinguir entre espécies é importante principalmente em regiões com elevada incidência de malárias recidivantes, porque estas infecções justificariam a seleção inicial de medicamentos adicionais para tratamento. A Organização Mundial de Saúde (OMS) recomendou um padrão mínimo de sensibilidade de 95% para densidades de P. falciparum de 100/1 e uma especificidade de 95% [57]. As caraterísticas operacionais a considerar incluem a simplicidade técnica do teste, os requisitos de formação, a facilidade de interpretação, a reprodutibilidade dos resultados, a aceitabilidade do teste pelo utilizador e a ausência de necessidade de eletricidade para operar o ensaio. O tempo necessário para efetuar e interpretar o teste também é importante se os resultados tiverem de estar disponíveis para o médico durante o encontro clínico. A rápida disponibilidade dos resultados permite uma terapia direcionada em vez de empírica. Os requisitos de armazenamento do produto e a estabilidade do teste durante o armazenamento, idealmente em condições de temperatura/humidade ambiente, são importantes. [58].

Desenvolvimento de testes de diagnóstico rápido

Durante muitos anos, a Organização Mundial de Saúde e outras agências de saúde mundiais apelaram à criação de melhores ferramentas de diagnóstico para locais com infra-estruturas de saúde limitadas nos países em desenvolvimento. O objetivo era desenvolver testes de diagnóstico simples e rápidos que pudessem ser utilizados para orientar o tratamento de várias doenças infecciosas nesses locais, incluindo a malária, a SIDA e a sífilis. Estes testes ficaram conhecidos como testes no local de prestação de cuidados (POC), e a maioria deles utilizava a imunocromatografia para identificar antigénios (proteínas) ou anticorpos em formatos de vareta ou de fluxo lateral. A imunocromatografia baseia-se na migração de líquido através da superfície de uma membrana de nitrocelulose e tornou-se uma plataforma popular para testes rápidos desde a sua introdução no final da década de 1980 [59].

Os testes POC desenvolvidos para a malária ficaram conhecidos como testes de diagnóstico rápido da malária (RDT); por vezes, também são designados por "varetas da malária" ou "dispositivos de diagnóstico rápido da malária". Os RDT da malária utilizam uma vareta ou uma tira de teste com anticorpos monoclonais para detetar antigénios específicos produzidos por parasitas da malária presentes no sangue de pessoas infectadas. O RDT funciona através do método de fluxo lateral ou de tira imunocromatográfica (ICS) e assinala a presença de antigénios através de uma mudança de cor numa tira de nitrocelulose absorvente.

Também existem RDT que detectam anticorpos antipalúdicos, mas têm outras indicações para além da gestão de casos. Por exemplo, podem ser usados para rastreio de sangue doado em bancos de sangue para prevenir paludismo induzido por transfusão. [59].

A microscopia não está geralmente disponível na maioria das clínicas em África; quando está disponível, a qualidade da microscopia é provavelmente fraca. Como resultado, os medicamentos antipalúdicos são geralmente receitados para tratar a febre, independentemente dos resultados da microscopia.

Tipos de testes de diagnóstico rápido da malária

Os RDT são normalmente apresentados em três formatos diferentes. A forma mais simples é uma vareta (tiras de teste), que é colocada em poços contendo sangue ou tampão. A tira de nitrocelulose pode ser colocada numa cassete de plástico ou num cartão. As cassetes e os cartões tendem a ser mais caros, mas mais simples de utilizar.

Os três principais grupos de antigénios detectados pelos RDT disponíveis no mercado são

- Proteína 2 rica em histidina (HRP-2), específica de *P. falciparum*. É um antigénio solúvel abundante e estável ao calor que está presente no citoplasma e na membrana dos eritrócitos infectados.
- Desidrogenase láctica de plasmódio (pLDH) específica do parasita, atualmente disponível como anticorpos pLDH *específicos para P. falciparum,* pan-específicos e específicos para *P.* vzvax.
- Aldolase (pan-específica). Estes dois antigénios são enzimas principais conservadas na via glicolítica dos parasitas da malária; são abundantes e solúveis no parasita. [60].

Testes de deteção do antigénio da malária

Os testes de deteção de antigénios da malária são um grupo de testes disponíveis no mercado que permitem o diagnóstico rápido da malária por pessoas que não possuem outras competências em técnicas laboratoriais tradicionais de diagnóstico da malária ou em situações em que esse equipamento não está disponível. Atualmente, existem mais de 20 testes deste tipo disponíveis no mercado e estes consistem num grupo de testes disponíveis no mercado que permitem o diagnóstico rápido da malária por técnicas laboratoriais tradicionais não especializadas. O primeiro antigénio do paludismo adequado como alvo para testes de diagnóstico rápido (RDT) foi uma enzima glicolítica solúvel, a glutamato desidrogenase[61], [62]. Nenhum dos testes actuais é tão sensível como uma película de sangue espessa. Uma das principais desvantagens da utilização de todos os métodos de vareta é o facto de o resultado ser essencialmente qualitativo. A atividade da GluDH em *P. vivax,* *P. ovale* e *P. malariae* foi testada, mas dada a importância da GluDH como enzima de ponto de ramificação, todas as células devem ter uma concentração elevada de GluDH. É bem sabido que as enzimas com pesos moleculares elevados, como a GluDH, têm muitas isoenzimas que permitem a diferenciação de estirpes (dado o anticorpo monoclonal correto). O hospedeiro produz anticorpos contra a enzima do parasita, o que indica uma baixa identidade de sequência [63].

Testes de diagnóstico rápido da malária baseados em antigénios

A deteção de Plasmodium spp por exame microscópico de esfregaços de sangue tem sido a técnica mais utilizada para a deteção de parasitas da malária, mas é laboriosa, requer técnicos experientes e não é 100% sensível, pelo que constitui um padrão de ouro imperfeito. [64 & 65]. Nas duas últimas décadas, foram desenvolvidos testes de diagnóstico alternativos para a malária. Estes testes incluem os que se baseiam apenas na proteína 2 rica em histidina (HRP2) ou num formato de teste modificado de HRP2 e enzima aldolase específica do parasita (pan-

antigénio da malária), desidrogenase láctica do parasita (pLDH/OptiMAL) e microscopia fluorescente, incluindo testes baseados no buffy coat quantitativo e no laranja de acridina [66 & 67].
Os Testes de Diagnóstico Rápido (TDR) baseados em antigénios têm um papel importante na periferia da capacidade dos serviços de saúde, porque nenhuma das clínicas rurais tem capacidade para diagnosticar a malária no local devido à falta de microscópios e de técnicos com formação para avaliar as análises de sangue. Além disso, nas regiões onde a doença não é endémica, os técnicos de laboratório têm uma experiência muito limitada na deteção e identificação dos parasitas da malária. Todos os anos, um número cada vez maior de viajantes de zonas temperadas visita países tropicais e muitos deles regressam com uma infeção por malária. Os testes RDT são ainda considerados como complementos da microscopia convencional mas, com algumas melhorias, podem muito bem substituir o microscópio. Os testes são simples e o procedimento pode ser efectuado no local, em condições de campo. Estes testes utilizam uma

picada no dedo ou sangue venoso, o teste completo demora um total de 15-20 minutos e não é necessário um laboratório. O limiar de deteção por estes testes de diagnóstico rápido é da ordem dos 100 parasitas/pl de sangue, em comparação com 5 por microscopia de película espessa [68, 30 & 69].

Os testes de diagnóstico rápido do paludismo (MRDT) têm um papel importante na gestão do paludismo. Tal como outros testes de diagnóstico patológico, várias condições de fabrico, transporte, armazenamento e utilização podem prejudicar a sua exatidão [70].

Proteína rica em histidina II

A proteína II rica em histidina (HRP II) é uma proteína solúvel em água, rica em histidina e alanina, que está localizada em vários compartimentos celulares, incluindo o citoplasma do parasita. O antigénio é expresso apenas por trofozoítos de P. falciparum [71], a HRP II de P. falciparum tem sido implicada na biocristalização da hemozoína, uma forma inerte e cristalina de ferriprotoporfirina IX (Fe(3+)-PPIX) produzida pelo parasita. Uma quantidade substancial da HRP II é segregada pelo parasita na corrente sanguínea do hospedeiro e o antigénio pode ser detectado nos eritrócitos, no soro, no plasma, no líquido cefalorraquidiano e até na urina como uma proteína solúvel em água segregada [72].

No ciclo eritrocítico, a produção da proteína 2 rica em histidina (HRP2) e da desidrogenase láctica do Plasmodium (pLDH), e provavelmente da aldolase, aumenta ao longo do desenvolvimento dos trofozoítos após a invasão dos glóbulos vermelhos pelos merozoítos, e diminui com o desenvolvimento de mais merozoítos e a rutura celular. A HRP2 também se encontra nos gametócitos imaturos e a pLDH (e provavelmente a aldolase) encontra-se nos gametócitos maduros, como se pode ver no diagrama abaixo:

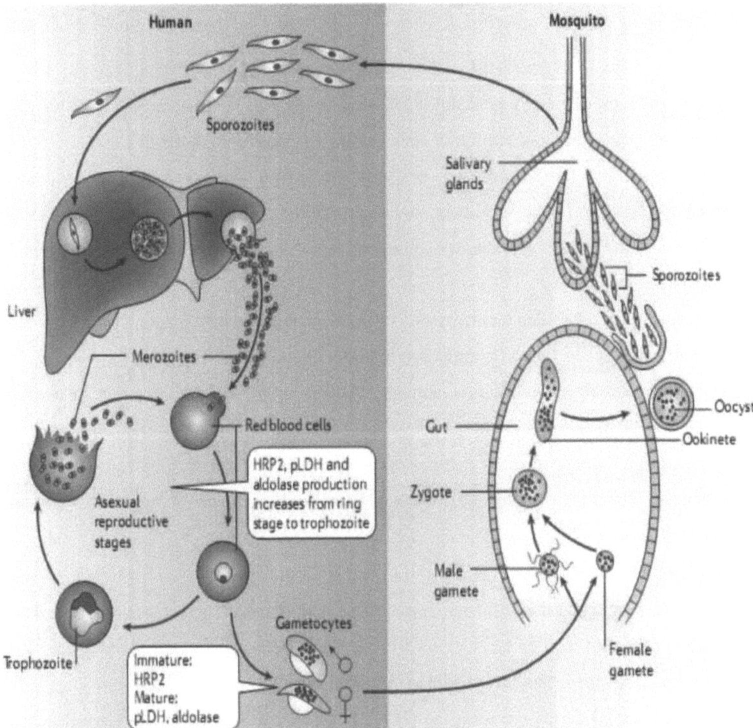

Fases de desenvolvimento do *Plasmodium falciparum* em que são produzidos os antigénios detectados pelos testes de diagnóstico rápido da malária

Fonte: Bell et al. Nature Reviews Microbiology 4, S7-S20 (setembro de 2006) | doi: 10.1038/nrmicrol525, disponível em:
http://www.nature.com/nrmicro/joumal/v4/n9 supp/fig tab/nrmicrol 525 F1 .html.

Estes antigénios persistem no sangue circulante depois de a parasitemia ter desaparecido ou ter sido muito reduzida. Geralmente, são necessárias cerca de duas semanas após um tratamento bem sucedido para que os testes baseados no HRP2 se tornem negativos, mas pode demorar até um mês, o que compromete o seu valor na deteção da infeção ativa [73].

Foram comunicados resultados falsos positivos da fita adesiva em doentes com artrite reumatoide positiva para o fator reumatoide.

Uma vez que a HRP-2 é expressa apenas por P. falciparum, estes testes darão resultados negativos com amostras contendo apenas P. *vivax*, P. *ovale* ou P. *malariae;* muitos casos de paludismo não falciparum podem, portanto, ser incorretamente diagnosticados como paludismo negativo (algumas estirpes de P. *falciparum* também não têm HRP II). A variabilidade nos resultados dos RDT baseados em pHRP2 está relacionada com a variabilidade do antigénio alvo [74],

Princípios dos RDTs:

Embora existam variações entre os diferentes produtos RDT para a malária, os princípios dos testes são semelhantes. O teste segue três passos básicos, conforme apresentado no documento da OMS:

1- O anticorpo marcado com corante (Ab), específico para o antigénio alvo, está presente na extremidade inferior da tira de nitrocelulose ou num poço fornecido com a tira. O anticorpo, também específico para o antigénio-alvo, é ligado à tira numa linha fina (teste) e o anticorpo específico para o anticorpo marcado ou o antigénio é ligado na linha de controlo.

2- O sangue e o tampão, que foram colocados na tira ou no poço, são misturados com o anticorpo marcado e são puxados para cima na tira através das linhas do anticorpo ligado.

3- Se o antigénio estiver presente, alguns anticorpos marcados ficarão retidos na linha de teste. Os outros anticorpos marcados ficam retidos na linha de controlo.

Os produtos variam consoante o formato e estão disponíveis sob a forma de vareta (colocada em poços contendo sangue e/ou tampão), cassete (vareta num suporte de plástico) ou em formato de cartão. As cassetes são geralmente mais fáceis de utilizar [75].

Os testes RDT para o paludismo utilizam normalmente entre duas e seis etapas de procedimentos de teste e demoram entre cinco e trinta minutos [76].

Os RDT também variam de acordo com o tipo de antigénio (proteína) detectado pelo produto.

Alguns produtos detectam a proteína-2 rica em histidina (HRP2), outros detectam a desidrogenase láctica específica do parasita (pLDH) e outros ainda reagem com a aldolase pan-específica. A HRP2, uma proteína solúvel em água, é produzida pelas fases assexuadas dos gametócitos jovens (mas não maduros) do P. falciparum. A PLDH é uma enzima glicolítica solúvel produzida pelas fases assexuada e sexual (gametócitos) dos parasitas vivos e foi encontrada nas quatro espécies de malária humana. A aldolase pan-específica é uma enzima expressa pelos estádios sanguíneos do P. *falciparum*, bem como pelos parasitas da malária não-P. *falciparum* [4].

The Role of Laboratory Diagnosis to Support Malaria Disease Management: Focus on the Use of Rapid Diagnostic Tests in Areas of High Transmission (OMS, 2006) [76].

Todos os testes detectam proteínas específicas de P. falciparum, quer a HRP2 quer a pLDH. Alguns testes também detectam aldolase ou pLDH pan-específicas; estas podem distinguir uma infeção por P. falciparum de uma infeção por P. falciparum ou de uma infeção de espécies mistas. Um problema com os testes HRP2 é a persistência da proteína HRP2 após o tratamento - cerca de 14 dias numa grande proporção de pessoas [77]. Esta caraterística significa que os testes HRP2 podem apresentar resultados positivos mesmo depois de os sintomas clínicos terem desaparecido e de a parasitemia ter desaparecido no hospedeiro. As provas emergentes também sugerem uma ampla variação antigénica na HRP2 de P. falciparum.

Da Wikipédia, a enciclopédia livre lates dentro e entre nações, provavelmente influenciando a exatidão dos testes HRP2 em densidades de parasitas inferiores a 500 por microlitro de sangue [77].

Modo de ação dos testes de diagnóstico rápido da malária com deteção de antigénios

Um RDT da malária é um dispositivo imunocromatográfico de fluxo lateral que detecta proteínas (antigénio (Ag)) derivadas da fase sanguínea dos parasitas da malária. O sangue é normalmente obtido através de uma picada no dedo, de forma semelhante à que é normalmente utilizada para a microscopia da malária. Uma pequena amostra de sangue, normalmente 5 a 20 ul, é colocada na tira de RDT, ou num poço da cassete ou dispositivo de teste em cartão, e lisada para libertar o Ag do interior dos glóbulos vermelhos e dos parasitas do interior destas células (uma quantidade variável de Ag também está presente no soro. Para mais pormenores, ver o texto principal). Após alguns minutos, o teste produz uma série de linhas visíveis que assinalam a presença ou ausência de Ag na amostra de sangue através do mecanismo a seguir descrito:

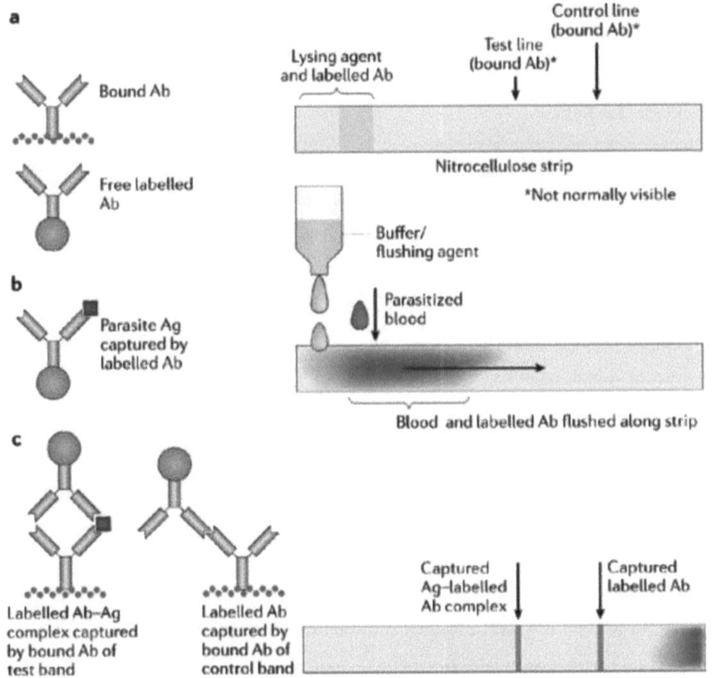

Modo de ação dos testes de diagnóstico rápido da malária com deteção de antigénios

Fonte: http://www.nature.com/nrmicro/joumal/v4/n9/figtab/nrmicro 1474_F6.html

a | O anticorpo marcado com corante (Ab), específico para o Ag-alvo, está presente na extremidade inferior da tira de nitrocelulose, ou num poço fornecido por um invólucro que cobre a tira. O Ab, específico para outro epítopo do Ag-alvo, está ligado à tira numa linha fina (teste), e o Ab específico para o Ab marcado está ligado na linha de controlo.

b | O sangue e o tampão, que foram colocados na tira ou no poço, são misturados com o Ab marcado e são arrastados para cima da tira através das linhas de Ab ligado.

c | Se o Ag estiver presente, o Ab marcado ficará retido no teste

Teste ideal para o diagnóstico da malária:

O diagnóstico ideal da malária identificaria sempre corretamente se os pacientes têm a doença. Na prática, porém, todos os métodos de diagnóstico têm algum nível de resultados falsos negativos (resultados negativos em doentes com parasitas da malária) ou falsos positivos (resultados positivos em doentes sem parasitas da malária).

Em boas condições, os produtos RDT podem atingir um baixo nível de resultados falsos negativos, semelhante aos níveis normalmente atingidos pela microscopia. Isto é importante porque os resultados falsos-negativos podem levar ao fracasso do tratamento de uma doença potencialmente fatal [78].

Sensibilidade e especificidade dos RDTs:

A sensibilidade dos RDT da malária é determinada por: espécie de parasita, número de parasitas presentes, estado do RDT, correção da técnica utilizada para realizar o teste, correção da interpretação pelo leitor e viabilidade do parasita e variação na produção de antigénio pelo parasita [79].

As medidas de sensibilidade (uma sensibilidade elevada significa que existe um baixo nível de resultados falsos negativos) e de especificidade (uma especificidade elevada significa que existe um baixo nível de resultados falsos positivos) são as duas estatísticas mais utilizadas para avaliar a exatidão dos testes de diagnóstico (para as definições destas medidas, ver o Glossário). A OMS recomenda uma sensibilidade superior a 95% para densidades parasitárias de 100 por microlitro e uma especificidade próxima de 90%. [78]

Os primeiros ensaios de campo do primeiro RDT disponível no mercado, o teste ParaSight-F (Becton Dickinson), revelaram uma sensibilidade de 99% e uma especificidade de 94% [80].

A sensibilidade dos RDTs a níveis baixos de parasitemia e para populações não imunes continua a ser um problema [30].

É preocupante o facto de, em indivíduos não imunes, a malária sintomática poder ocorrer em densidades parasitárias abaixo do limiar de deteção dos RDT atualmente disponíveis.2 Num estudo transversal sobre a malária, 84,1% dos doentes com infeção por P. falciparum tinham uma parasitemia <500/pl e a sensibilidade do teste PfHRP2 era de apenas 23,3% a este nível de parasitemia.

Além disso, os RDT deram resultados falsos negativos mesmo com níveis mais elevados de parasitemia [81]. sensibilidade e especificidade, afectadas pela densidade do parasita (a sensibilidade do RDT depende da concentração do antigénio e diminui com níveis baixos de parasitemia), desempenho de diagnóstico heterogéneo do método de comparação (geralmente microscopia), normas de fabrico inconsistentes para o RDT utilizado no estudo, exposição do teste a temperaturas elevadas durante a distribuição e armazenamento antes do estudo e problemas com a preparação do teste ou interpretação dos resultados.

O desempenho dos RDTs

Factores que afectam o desempenho dos RDT

As condições ambientais podem afetar o desempenho dos RDT [77]. As proteínas identificadas pelos testes são desnaturadas pelo calor, fazendo com que algumas das suas propriedades originais sejam diminuídas ou eliminadas. A exposição a baixas temperaturas, 0°C ou menos, também pode causar danos. Por último, a humidade elevada pode danificar os RDT através do rompimento da tira de nitrocelulose. A maioria dos fabricantes recomenda que os RDT sejam armazenados entre 4°C e 30°C, exigindo a manutenção de uma "cadeia de frio" para armazenamento e distribuição [82].

Uma cadeia de frio para RDTs tem uma gama de temperaturas mais ampla do que uma cadeia de frio (a cadeia de abastecimento de vacinas com controlo de temperatura, que varia entre 2° e 8°C). Um dos principais desafios da cadeia de frio para os RDT é o facto de ser necessário um controlo da temperatura durante períodos prolongados nas unidades periféricas do sistema de saúde. Se os RDT forem armazenados a temperaturas superiores aos limites recomendados, o seu prazo de validade e a precisão do diagnóstico serão provavelmente afectados. A embalagem pode ajudar a resolver os problemas de temperatura, e alguns fabricantes de RDT prestam mais atenção à forma como os seus produtos são embalados do que outros. De acordo com a OMS, todos os testes devem ser embalados individualmente em saquetas com duas camadas de folha de alumínio e devem permanecer selados até à sua utilização [77].

Por conseguinte, é importante prestar uma atenção cuidadosa aos procedimentos de distribuição (incluindo o transporte e o armazenamento a temperatura controlada) e às caraterísticas de embalagem das marcas de RDT para garantir o desempenho adequado dos RDT.

Desempenho variável dos produtos RDT

Os profissionais de saúde dos países em desenvolvimento que utilizam produtos RDT referiram problemas de desempenho com alguns produtos. Em particular, verificou-se um elevado nível de resultados falsos negativos com uma série de produtos e, por vezes, foi necessária a substituição do lote do produto [78].

As razões específicas para estes problemas permanecem pouco claras. Uma explicação poderia ser a má qualidade do fabrico dos produtos, possivelmente relacionada com uma expansão demasiado rápida da produção. A má qualidade do fabrico pode também resultar do facto de as encomendas terem prazos de entrega curtos e exigirem que os fabricantes aumentem a produção a curto prazo, colocando pressão sobre os processos de garantia de qualidade.

Uma segunda razão para os problemas de desempenho pode ser o facto de os produtos terem sido expostos a temperaturas que excederam o intervalo recomendado de 4°C a 30°C durante o transporte e o armazenamento. Os autores sugeriram que os profissionais de saúde utilizassem caixas de arrefecimento evaporativo baratas e simples para o armazenamento a longo prazo nas aldeias. Também recomendaram um estudo sobre a possibilidade de utilizar monitores de frascos de vacinas para indicar danos nos produtos devido à temperatura. Os problemas com o desempenho do produto podem também resultar da forma como os profissionais de saúde utilizam os RDT. Muitas vezes, a ausência de relógios e temporizadores nos centros de saúde torna difícil para os profissionais de saúde saberem quando devem ler os resultados dos testes [83].

A leitura demasiado tardia dos resultados do teste pode resultar num refluxo de sangue e de tampão que aparece como uma linha positiva, levando a resultados falso-positivos em tiras previamente negativas [77].

Além disso, a utilização de demasiado sangue para um RDT pode resultar num resultado falso-negativo porque se torna difícil ler a linha positiva no teste [83].

Dificuldades operacionais como estas podem diminuir o desempenho dos RDT. A utilização pelos profissionais de saúde está intimamente ligada às caraterísticas técnicas do produto RDT. Melhorar as caraterísticas do produto (como fornecer instruções claras e incluir temporizadores) pode melhorar o desempenho dos profissionais de saúde. Uma melhor formação dos profissionais de saúde pode também melhorar o desempenho do produto e a utilização adequada dos RDT, como demonstrado em vários ensaios no terreno [84 & 85]

O desempenho dos RDT é influenciado por uma multiplicidade de factores como o tipo de parasita e o nível de parasitemia; o tipo de teste; o antigénio alvo e o anticorpo de captura.

Os parâmetros avaliados nos testes de desempenho são:

☐ a pontuação de deteção do painel (que deve ser de 200 parasitas por microlitro),

☐ a taxa de falsos positivos, e

☐ A taxa inválida.

Além disso, o programa fornece dados comparativos sobre:

☐ facilidade de utilização (incluindo o carácter exaustivo dos kits), e

☐ estabilidade térmica após 2 meses a 35 °C e 45 °C com 75% de humidade.

A maioria dos fabricantes recomenda que os RDT sejam armazenados entre 2 e 30°C. No entanto, a utilização de RDT em áreas remotas implica o armazenamento em condições tropicais/subtropicais que podem estar fora dos parâmetros de conceção do RDT. Para ser utilizado nestas áreas, um RDT ideal deve ser capaz de tolerar temperaturas de, pelo menos, 40°C, com picos de 50°C, durante o armazenamento até 2 anos [4].

Sensibilidade e valores preditivos dos testes de diagnóstico rápido:

Consultas anteriores da OMS concluíram que a sensibilidade de 95% a 100 parasitas//// de sangue é adequada [4].

Neste contexto, a sensibilidade é equivalente ao "limite inferior de deteção" (LLD) do RDT. A consulta atual concluiu que este objetivo deveria ser revisto e que um objetivo mais adequado se basearia na concentração de antigénio do parasita (ver abaixo). Verificou-se que os testes que detectam a proteína II rica em histidina (HRP2) têm um LLD mais baixo (ou seja, são mais sensíveis) do que os RDT que detectam a desidrogenase láctica do parasita (pLDH), embora isto varie um pouco entre os produtos comerciais. O LLD da aldolase foi variável entre laboratórios de ensaio e produtos. Para além da qualidade do produto, a LLD pode ser afetada pelo estádio do parasita, pela duração da infeção, pela quantidade de antigénio libertado pelos parasitas (isto varia entre antigénios e impõe um limiar absoluto para a LLD), pela variação na estrutura de alguns antigénios e pela imunidade do hospedeiro. Uma densidade parasitária de 100 parasitas/pl parece estar próxima do limite absoluto de deteção de alguns antigénios nos formatos de ensaio de fluxo lateral atualmente em uso, e pode nem sempre ser atingível.

Relação entre a concentração de antigénio e a densidade do parasita

Para uma dada densidade de parasitas, a concentração de antigénio dependerá de:

☐ A carga parasitária total (parasitas sequestrados e circulantes: afecta apenas o *Plasmodium falciparum*)

☐ A fase de desenvolvimento dos parasitas;

☐ A acumulação de antigénios persistentes (por exemplo, HRP2) com a duração da infeção;

☐ Expressão de antigénio pelo parasita

☐ A persistência do antigénio após a eliminação dos parasitas.

Nos painéis de parasitas, a relação pode ser ainda mais influenciada por:

☐ Técnica (incluindo a exatidão da microscopia, da diluição e da mistura)

☐ Possível variação no sangue do dador

☐ Possíveis efeitos de conservantes ou anticoagulantes.

A medição da relação pode ser ainda influenciada pela técnica (ELISA) utilizada para a quantificação do antigénio e pela afinidade dos Mabs do kit ELISA com o antigénio do parasita específico (isolado ou estirpe).

Utilização de testes de diagnóstico rápido:

Recentemente, foram desenvolvidos métodos rápidos de deteção de antigénios para situações em que a microscopia fiável pode não estar disponível. Estes testes baseiam-se na deteção do(s) antigénio(s) libertado(s) pelos glóbulos vermelhos parasitados e são utilizados nesta situação:

1. Diagnóstico efectuado pelos profissionais de saúde à distância de um bom serviço de microscopia.
2. Diagnóstico à distância de forças de trabalho organizadas em zonas endémicas de malária.
3. Investigação de surtos e inquérito sobre a prevalência da malária.
4. Auto-diagnóstico por indivíduos ou grupos treinados.
5. Diagnóstico fora de horas em laboratórios hospitalares ou clínicas (OMS, 2000). Os testes de

diagnóstico rápido do paludismo podem ser efetivamente utilizados para vários fins:

- Diagnóstico - para identificar, confirmar ou excluir a malária em doentes sintomáticos.

- Gestão de casos - para orientar a prescrição correta de intervenções terapêuticas e para monitorizar o tratamento.

- Epidemiologia - para detetar e monitorizar a incidência ou prevalência da malária para orientar a prevenção e avaliar os programas de saúde. Os requisitos específicos de desempenho de um teste variam consoante a utilização ou utilizações pretendidas. Ao considerar a utilização ou não de um teste de diagnóstico rápido da malária num determinado contexto, é importante considerar os seus pontos fortes e planear a forma de gerir os desafios.

Alguns antigénios importantes da malária

De grande importância para o desenvolvimento da imunidade humoral aos estádios sanguíneos da malária são os antigénios do parasita expressos na superfície dos eritrócitos infectados. Os antigénios predominantes envolvidos são membros de famílias altamente variantes. Esta variabilidade permite que os parasitas escapem à resposta imunitária e, por conseguinte, constitui um importante fator de virulência [86].

De acordo com isto, a inibição da invasão de eritrócitos por merozoítos mediada por anticorpos é menos eficaz com parasitas do dador de anticorpos do que com os de outros dadores.

Os antigénios variantes predominantes do parasita na superfície dos eritrócitos infectados com *P. falciparum* são codificados pela família multigénica *var* [87].

Os produtos genéticos, designados por P. falciparum erythrocyte membrane protein 1 (PfEMP-1), são polipéptidos altamente variantes de 200-350 kD [88], equipados com vários sítios de ligação que medeiam a adesão dos eritrócitos infectados ao endotélio vascular dos capilares e das vénulas pós-capilares [89].

Outra família de genes múltiplos que codificam antigénios do parasita na superfície dos eritrócitos são os genes *rif*, que ocorrem em pelo menos 200 cópias, na sua maioria localizados subtelomericamente em vários cromossomas do parasita [90].

As rifinas têm um papel acessório na ligação de eritrócitos não infectados a eritrócitos infectados, dando origem à reinicialização [89].

Os antigénios candidatos à indução de anticorpos protectores podem estar localizados em organelos apicais ou na superfície dos merozoítos, bem como na superfície dos eritrócitos infectados. Exemplos importantes são as proteínas de superfície dos merozoítos (MSP)-1-5.

A mais investigada é a MSP-1, que contém uma sequência conservada de aminoácidos no terminal C (19 kD) que é transportada pelo parasita quando invade eritrócitos não infectados e sequências antigenicamente variáveis que são libertadas [91].

Pontos fortes e desafios dos RDTs para a malária

Strengths of malaria RDTs	Challenges of malaria RDTs
Relatively easy to use with minimal training required	Costs per test may exceed those of microscopy
Relatively rapid, giving timely results	Short shelf-life, requiring efficient procurement, transportation, storage and distribution systems
Little or no manipulation of sample required, can be performed in places without laboratories	Most tests are qualitative (i.e. gives a yes or no answer). Any quantification of parasitemia will require further laboratory-based tests
Little or no manipulation of sample required, can be performed in places without laboratories	Most tests are qualitative (i.e. gives a yes or no answer). Any quantification of parasitemia will require further laboratory-based tests
Most of the RDTs do not require refrigeration, hence tests can be performed where there is no power supply	Intensity of test band varies with amount of antigen present at low parasite densities-this may lead to reader variation in test results
Uses whole blood (prick or venous blood-prick preferred)	In many cases, they are less sensitive (and less specific) than laboratory-based tests

A interpretação do teste:

1. Aparecerá uma banda colorida na secção esquerda da janela de resultados para mostrar que o teste está a funcionar corretamente. Esta banda é uma banda de controlo.

2. A secção direita da janela de resultados indica o resultado do teste. Se aparecer outra banda de cor na secção direita da janela de resultados, esta banda é a banda de teste.

Resultado negativo:

A presença de apenas uma banda na janela de resultados indica um resultado negativo.

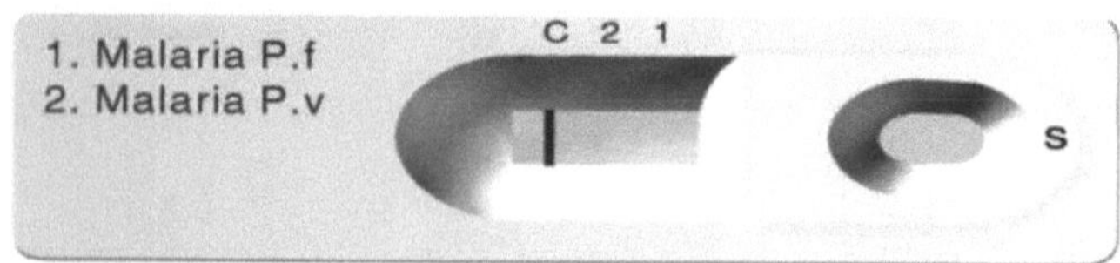

Resultado positivo:

A presença de, pelo menos, duas bandas de cor (1,2 e C) na janela de resultados, independentemente da banda que aparecer primeiro, indica um resultado positivo para P.f ou/e P.v, respetivamente.

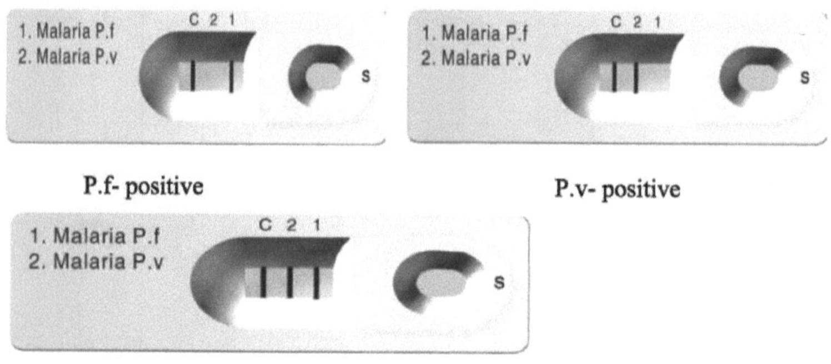

P.f- positive   P.v- positive

P.f/P.v- positives

Resultado inválido

Se a banda de cor púrpura não for visível na janela de resultados após a realização do teste, o resultado é considerado inválido. Algumas causas de resultados inválidos são: não seguir as instruções corretamente ou o teste pode ter-se deteriorado para além do prazo de validade. Recomenda-se que a amostra seja novamente testada utilizando um novo kit de teste.

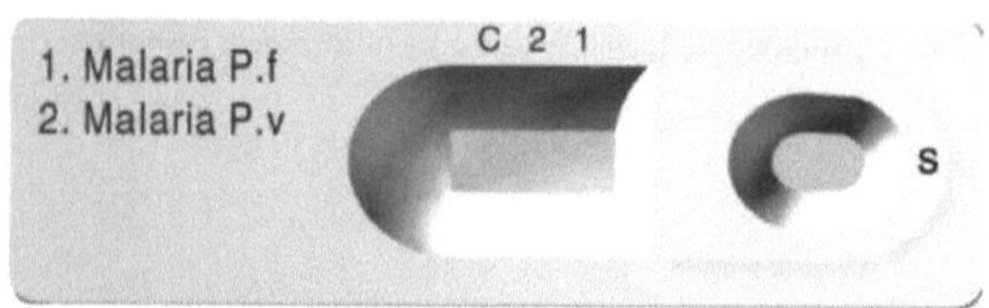

Limitação do teste

1. O teste SD RDT Malaria p.f/p.v indica apenas a presença de anticorpos na amostra e não deve ser utilizado como único critério para o diagnóstico da infeção por malária plasmodium falciparum, malária plasmodium vivax.

2. Tal como acontece com todos os testes de diagnóstico, um diagnóstico clínico definitivo não deve ser o resultado de um único teste, mas deve ser efectuado pelo médico apenas após a avaliação de todos os resultados clínicos e laboratoriais.

3. Se o resultado do teste for negativo e os sintomas clínicos persistirem, recomenda-se a realização de um teste adicional utilizando outros métodos clínicos. Um resultado negativo não exclui em momento algum a possibilidade de infeção por malária por Plasmodium falciparum ou Plasmodium vivax [60].

Controlo de qualidade interno

O dispositivo de teste SD RDT Malaria P.f/P.v tem uma letra Tl, 2 e C como "Linha de Teste 1, 2" e "Linha de Controlo" na superfície da caixa. Tanto a linha de teste como a linha de controlo na janela de resultados não são visíveis antes da aplicação de quaisquer amostras. A linha de controlo é utilizada para controlo do procedimento. A linha de controlo deve estar sempre visível se o procedimento de ensaio for realizado corretamente e se os parâmetros de ensaio da linha de controlo estiverem a funcionar [60].

Valores esperados

Quando o teste SD BIOLINE Malaria P.f/P.v foi comparado com os resultados confirmados por exame microscópico, a exatidão global é igual a 90 ± 5% [60].

CAPÍTULO 3

Material e métodos:

3.1. Desenho do estudo.

Foi utilizada uma conceção de estudo de avaliação para avaliar o desempenho do teste de diagnóstico rápido da malária em crianças e adultos.

3.2. Contexto do estudo

A área de estudo é a localidade de Sennar, que inclui a cidade de Sennar e todas as 50 aldeias da localidade de Sennar. A localidade de Sennar tem um clima tropical de verão e de outono, com uma longa estação das chuvas que começa no início de junho e se prolonga até outubro, com uma densidade elevada em agosto. A precipitação varia em média entre 450 e 900 ml (Savana rica). A principal atividade económica é a agricultura, com os sistemas de irrigação de Suki e a fábrica de açúcar de Sennar. Originalmente, era uma área com malária endémica e perene, com transmissão durante todo o ano. Como resultado da urbanização e das actividades de controlo da malária, é agora uma área de baixa endemicidade.

A localidade de Sennar tem dois hospitais: o Hospital Universitário de Sennar e o Hospital Pediátrico de Sennar.

O Hospital Universitário de Sennar é o principal hospital da localidade de Sennar, tem um departamento de ambulatório com 220 frequências de pacientes por dia e tem um laboratório e duas farmácias, incluindo 11 enfermarias.

O hospital pediátrico de Sennar é o único na localidade de Sennar responsável pelas crianças e dispõe de um serviço ambulatório com 12 camas e um laboratório com 115 frequências de pacientes por dia.

De acordo com o inquérito do Programa Nacional de Controlo da Malária de 2009, a prevalência da malária na área era de 1,1%. *Plasmodium falciparum* foi a espécie predominante, com menor frequência de *P. Vivax*.

O mapa do estado de Sennar abaixo mostra claramente a área de estudo:

Mapa do estado de Sinnar com a área de estudo, 2012

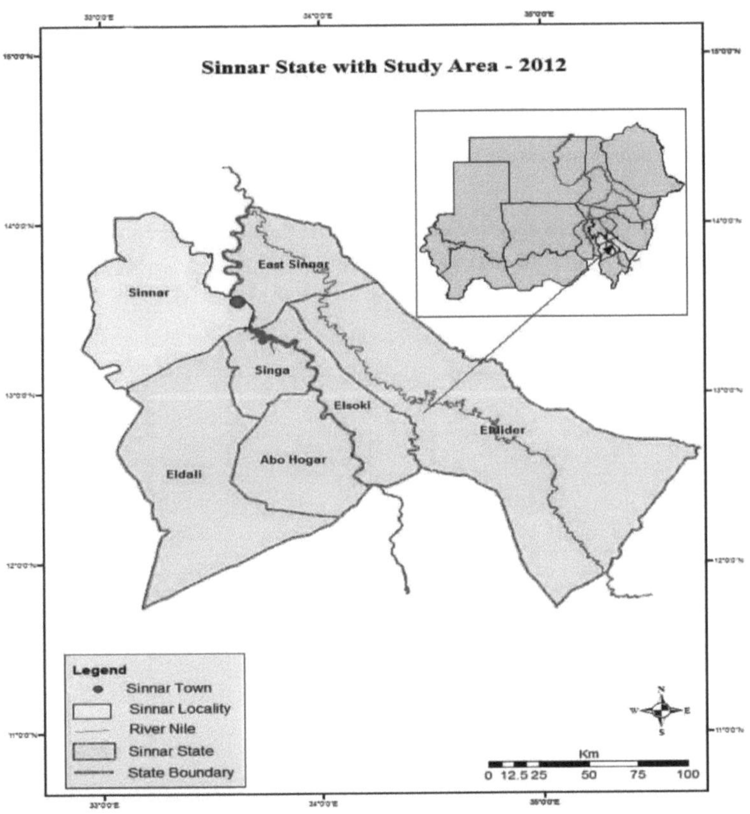

3.3 População do estudo

Pacientes febris que se apresentam no Sennar Pediatric Teaching Hospital e no Sennar Teaching Hospital.

3.3.1. Definição de caso de paludismo não complicado (UM)

3.3.1. a. Suspeita de malária:

Suspeita-se de malária quando um doente apresenta febre (ou história de febre nas últimas 48 horas) com ou sem outros sintomas e sinais sugestivos de malária (por exemplo, dor de cabeça, vómitos, suores). Neste caso, o profissional de saúde tem de excluir clinicamente outras causas comuns de febre na sua área, tais como: amigdalite, infeção torácica, sarampo, abcesso e infeção do trato urinário [6].

3.3.1. b. Malária confirmada:

A malária é confirmada pela demonstração de formas assexuadas (fase trofozoítica) do parasita na película de sangue espessa ou fina ou por um teste de diagnóstico rápido em casos suspeitos

3.3.2. Definição de caso de paludismo grave (SM)

A malária grave é definida como a malária devida a uma infeção por *P. Falciparum* que é suficientemente grave para constituir uma ameaça imediata à vida. Trata-se de uma emergência médica que requer hospitalização [6].

As pessoas com malária falciparum grave podem desenvolver problemas hemorrágicos, choque, insuficiência renal e hepática, problemas no sistema nervoso central, coma e morte. [92]

3.4. Amostragem.

3.4.1 Dimensão da amostra:
A dimensão da amostra é calculada de acordo com a seguinte fórmula:

$$n = \frac{z^2 \times pq}{d^2}$$

Onde:

n = dimensão da amostra necessária

z = nível de confiança a 95% (valor padrão de 1,96)

p = incidência estimada de paludismo na área do projeto (0,5)

d = margem de erro a 5% (valor padrão de 0,05)

A prevalência da malária no estado de Sennar, de acordo com o Inquérito de Indicadores da Malária no Sudão (MIS 2009), é de: 1.1%.

n= (1,96x1,96) xO,5x0,5/0,05x0,05 = 384 amostras

Acrescentamos 10% à amostra e passamos a ter = 384 amostras

A amostra de crianças é = 384

A amostra de adultos é=384

Aplicando a fórmula, a dimensão total da amostra, tanto de crianças como de adultos, é de 768.

As crianças referenciadas para diagnóstico de malária nos centros pediátricos de Sennar e todos os pacientes adultos referenciados para diagnóstico de malária nos hospitais de Sennar e que satisfaçam os critérios de inclusão serão incluídos no estudo. O tamanho da amostra acima mencionado será o tamanho mínimo da amostra para dois locais. Devido à possibilidade de os doentes se recusarem a participar no estudo, a dimensão da amostra aumentou 15,3%, pelo que a dimensão final da amostra passou a ser de 907 amostras, tanto para crianças como para adultos

Seleção de amostras

Foi realizado um estudo de base hospitalar no hospital pediátrico de ensino Sennar e nos hospitais de ensino Sennar após obtenção de uma autorização ética do comité de ética do Ministério Federal da Saúde.

Participaram neste estudo, após obtenção do consentimento informado, os doentes com suspeita clínica de malária que frequentavam as consultas externas dos hospitais da localidade de Sennar, do hospital pediátrico de ensino de Sennar e do hospital universitário de Sennar.

Os doentes selecionados foram entrevistados e examinados fisicamente por um médico; sintomas, história clínica, último ataque, frequência dos ataques de malária, medicamento antimalárico utilizado e antibiótico utilizado.

Os doentes foram selecionados de acordo com critérios inclusivos: a idade foi dividida em dois grupos; a idade de 0,04 anos até menos de 15 anos foi considerada como criança e o grupo dos adultos é de 15 anos ou mais; os doentes apresentaram-se nas consultas externas de ambos os hospitais, queixando-se de sintomas atribuídos à malária (por exemplo, febre); os doentes receberam tratamento antimalárico antes de quatro semanas. Todos os doentes que tinham sido tratados para a malária nas quatro semanas anteriores foram excluídos do estudo, os doentes com malária falciparum não causada por plasmodium e os doentes que estavam a receber antibióticos (doxiciclina, tetraciclina, clindamicina e azitromicina) com efeito terapêutico.

3.2.1. Unidade de amostra

Qualquer doente, criança ou adulto, que se apresente no Sennar Teaching Hospital ou no Sennar Pediatric Teaching Hospital com febre.

1.1.2. Amostragem:

Todas as crianças e adultos, do sexo masculino ou feminino, que se queixam de sintomas de malária, são atendidos nas consultas externas do Sennar Pediatric Teaching Hospital e do Sennar Teaching Hospital.

1.1.3. Técnica de amostragem:

Durante o período do estudo, todos os participantes que satisfazem os critérios de inclusão são selecionados até a amostra estar completa.

3.5. Critérios de inclusão:

    1. Doente que se apresenta numa clínica com queixas de sintomas atribuídos à malária (por exemplo, febre).

2.   Doente a receber tratamento antes de quatro semanas.

3.6. Critérios de exclusão:

1. Doente a receber tratamento no prazo de quatro semanas.
2. Malária não causada por Plasmodium falciparum.
3. Doente a receber antibiótico com efeito de tratamento

3.7. Métodos de recolha de dados

Questionário:

O investigador concebeu um questionário para a recolha de dados, que foi preenchido por técnicos de recolha de dados com formação adequada. Os médicos entrevistaram os doentes e preencheram a parte das caraterísticas de fundo e da informação médica. Os microscopistas cumpriram a parte da investigação através do registo dos resultados laboratoriais. O questionário inclui as seguintes secções

Section 1   - Caraterísticas de base

Section 2   - sintomas apresentados.

Section 3   - Antecedentes médicos para a malária

Section 4   - Investigações

Microscopia: esfregaço de sangue fino e espesso

RDT: SD teste de diagnóstico rápido

3.8. Variáveis de estudo:

1. Dados sociodemográficos:

1. Idade.

2. Género

Informações médicas e historial

i. Sintomas de apresentação

ii. Duração dos sintomas da malária.

iii. Último ataque de malária.

Investigações

i. Teste de diagnóstico rápido da malária (MRDT)

ii. Filme de sangue (BF) para a malária

42

Formação do pessoal:

Na primeira fase deste estudo, tanto os médicos como os técnicos e assistentes de laboratório médico receberam formação sobre o questionador, o RDT e a preparação de películas espessas e finas, coloração, leitura e cálculo da densidade da película de sangue. Os técnicos e assistentes de laboratório médico que foram selecionados para o estudo têm uma boa experiência no exame da malária e receberam formação no domínio do exame da malária no centro Elgadal para a formação e investigação da malária e foram revistos por um microscopista expirado.

Também foi realizada uma formação no terreno para a ferramenta de recolha de dados e a eficácia da formação no Hospital Universitário de Sennar, tendo sido feitas as correcções necessárias.

Análise do sangue:

1. Amostra de sangue:

Avaliar a sensibilidade e a especificidade do teste de diagnóstico rápido da malária em crianças, casos de malária em adultos, diferentes densidades de parasitas e estádios parasitários e comparar entre crianças e adultos na localidade de Sennar

2. Técnica de análise do sangue:

a. Microscopia: película de sangue com coloração Giemsa:

O microscopista rotula as lâminas pré-limpas (extremidade fosca) com o código do doente, a data e a hora da colheita. O microscopista calça a luva e segura a mão esquerda do doente com a palma virada para cima, seleciona o terceiro dedo a contar do polegar e utiliza-o para adultos ou crianças, limpando ligeiramente a zona a puncionar com um pedaço de algodão com álcool a 70%.

Deixou-se secar o dedo com um pano de algodão limpo; utilizou-se um pano firme embebido em etanol a 70% para estimular a circulação sanguínea e, em seguida, perfurou-se a bola do dedo com uma lanceta esterilizada e exerceu-se uma ligeira pressão sobre o dedo para permitir que o sangue escorresse.

A primeira gota de sangue foi limpa com uma gaze limpa e pressionada suavemente para obter mais sangue, de modo a criar uma película de sangue espessa e fina numa das faces

Preparação da película de sangue:

Para cada doente, foi feita uma picada no dedo; 3 gotas para esfregaço de sangue espesso e uma gota para esfregaço de sangue fino foram colocadas em lâminas adequadas.

Para fazer esfregaços de sangue, utilizar lâminas separadas para esfregaços grossos e finos.

Película de sangue fina:

Colocar uma gota de sangue no meio de uma lâmina limpa e levar uma lâmina de espalhamento limpa, mantida num ângulo de 45°, na direção da gota de sangue na lâmina da amostra. Esperar até que o sangue se espalhe ao longo de toda a largura da lâmina de espalhamento e, mantendo a lâmina de espalhamento no mesmo ângulo, empurrá-la para a frente rápida e suavemente.

Película de sangue espessa:

Colocar três gotas de sangue no primeiro terço de uma lâmina limpa e, utilizando o canto de uma lâmina limpa, espalhar a gota de sangue num círculo do tamanho de uma moeda de 10 cêntimos (diâmetro de 1 cm)

As películas de sangue fino e espesso foram feitas na mesma lâmina e esperou-se até que as películas de sangue fino e espesso estivessem completamente secas antes da coloração.

Apenas a película de sangue fina foi fixada em metanol (100%), a lâmina foi corada com Giemsa a 10% durante 10 minutos (Anexo 1), seca e depois examinada por microscopia a 100X com uma objetiva de imersão, e examinada por dois microscopistas experientes que não tinham conhecimento do estado da doença do doente para evitar qualquer enviesamento nas leituras da película de sangue.

O microscopista contou a densidade parasitária (ou seja, o número de parasitas por pL) com base no número de parasitas assexuados por 200 glóbulos brancos (WBC) contados (ou por 500 WBC se a contagem de parasitas for inferior a 10 parasitas por 200 glóbulos brancos). A parasitemia foi expressa em termos do número de parasitas por pL, considerando que a concentração média de leucócitos é de 8.000 por pL.

O esfregaço foi declarado negativo se não foram observados parasitas após a leitura de 100 campos microscópicos.

A película fina foi utilizada para identificar a espécie do(s) parasita(s). As lâminas foram lidas independentemente por dois microscopistas experientes.

Primeira leitura nos hospitais e novo controlo por outros microscopistas experientes no centro Elgadal para a formação e investigação sobre a malária, que formou um grande número de microscopistas em 17 estados do Sudão.

b. Teste de diagnóstico rápido da malária Pf.

O teste de diagnóstico rápido utilizado neste estudo foi fabricado pela Standard Diagnostic (SD) da Bio Venture Company na Coreia:

- Item: Malária Ag P.f
- Lote. N.º : 082203
- Data de fabrico: 12/6/ 2012
- Data de expiração : 13/6/2014
- Armazenar a 1 - 40° C (34° F -104° F) fechado.

Teste imunocromatográfico (ICT) para a deteção qualitativa do antigénio da proteína II rica em histidina (HRP-II) da malária Plasmodium falciparum no sangue humano total. O teste foi efectuado de acordo com as instruções do fabricante. O teste utilizado estava dentro do prazo de validade.

Foi colhida 1 gota (50 microlitros) de sangue total, por meio de uma ansa, para uma almofada de amostragem. Foram adicionadas 4 gotas de tampão de lise A para induzir a lise celular e permitir que o antigénio P.

falciparum HRP-2 (PfHRP-2) e as amostras migrassem para a parte superior da tira HRP-2 e se ligassem ao anticorpo coloidal marcado com ouro.

O tampão adicional fez com que o sangue e os complexos imunitários migrassem para a tira de teste e atravessassem as linhas de anticorpos monoclonais.

Os testes foram considerados válidos se fosse observada uma linha de controlo.

Foram considerados positivos para P. falciparum se fossem visíveis linhas específicas de PfHRP-2.

O teste negativo foi considerado quando não eram visíveis linhas específicas de PfHRP-2.

O leitor de RDTs leu o resultado dos RDTs exatamente no tempo recomendado, que é de 15 minutos para emitir todos os factores, o que pode dar resultados falsos negativos.

Os microscopistas e os leitores de RDTs não tinham conhecimento dos diagnósticos uns dos outros.

Sensibilidade, especificidade e exatidão do RDT
A sensibilidade e a especificidade são utilizadas para determinar a eficácia de um teste, especialmente de testes médicos, no diagnóstico de uma doença.

A sensibilidade mostra a capacidade do teste para diagnosticar corretamente os doentes com a doença.

A especificidade determina a capacidade do teste para determinar os doentes que não têm a doença, ou que estão livres da doença.

Outras medidas estatísticas habitualmente utilizadas em medicina com sensibilidade e especificidade são os valores preditivos positivos e negativos.

O valor preditivo positivo é a probabilidade de um teste positivo ser exato e de o doente ter efetivamente a doença.

O valor preditivo negativo é a probabilidade de um resultado negativo estar correto e o doente não ter a doença.

A sensibilidade, a especificidade e a exatidão são estatísticas muito utilizadas para descrever um teste de diagnóstico. Em particular, são utilizadas para quantificar a qualidade e a fiabilidade de um teste[172]. [172] Há vários termos que são normalmente utilizados juntamente com a descrição da sensibilidade, especificidade e exatidão.

São eles o verdadeiro positivo (TP), o verdadeiro negativo (TN), o falso negativo (FN) e o falso positivo (FP).

O resultado **positivo verdadeiro** do teste é considerado se for provada a presença de uma doença num doente e se o teste de diagnóstico em causa também indicar a presença da doença.

Considera-se que o resultado do teste é **verdadeiramente negativo** se for provada a ausência de uma doença num doente e o teste de diagnóstico sugerir que a doença também está ausente.

Tanto o verdadeiro positivo como o verdadeiro negativo sugerem um resultado consistente entre o teste de diagnóstico e a doença comprovada (também designado por padrão de verdade). No entanto, nenhum teste médico é perfeito.

Considera-se que o resultado do teste é **falso positivo** se o teste de diagnóstico indicar a presença de uma doença num doente que, na realidade, não a tem.

Considera-se que o resultado do teste é **falso negativo** se o resultado do teste de diagnóstico sugerir que a doença está ausente num doente com doença de certeza.

Tanto os falsos positivos como os falsos negativos indicam que os resultados do teste são opostos à condição real.

Cálculo da sensibilidade do RDT

A sensibilidade avalia o grau de eficácia do teste na deteção de uma doença positiva.

Sensibilidade = TP/(TP + FN)
= (Número de avaliações positivas verdadeiras)/(Número de todas as avaliações positivas)

Cálculo da especificidade do RDT

A especificidade estima a probabilidade de excluir corretamente os doentes sem doença

Especificidade = TN/(TN + FP)
= (Número de avaliações negativas verdadeiras)/ (Número de todas as avaliações negativas)

Cálculo da exatidão do RDT

A precisão mede o grau de correção com que um teste de diagnóstico identifica e exclui uma determinada doença. A exatidão de um teste de diagnóstico pode ser determinada a partir da sensibilidade e da especificidade com a presença de prevalência.

Precisão = (TN + TP)/ (TN+TP+FN+FP)
= (Número de avaliações corretas)/Número de todas as avaliações)

Para além da equação acima apresentada, a exatidão pode ser determinada a partir da sensibilidade e da especificidade, quando a prevalência é conhecida.

A prevalência é a probabilidade de existir uma doença na população num determinado momento:

Exatidão = (sensibilidade) (prevalência) + (especificidade) (1 - prevalência).

Cálculo do VPP do RDT

Conheça a sua equação. A equação para o valor preditivo positivo é:

TP / TP + FP x 100 = percentagem do valor preditivo de um resultado positivo

Cálculo do VAL do RD

Conhecer a equação. A equação para o valor preditivo negativo é:

TN / FN + TN x 100 = percentagem do valor preditivo dos resultados negativos

3.9. Análise dos dados

Os dados foram analisados utilizando o Statistical Package for Social Sciences (SPSS) versão 18 para Windows. A especificidade e a sensibilidade do teste de diagnóstico rápido foram calculadas para além dos valores de positividade e negatividade reais.

O teste do qui-quadrado foi utilizado para comparar proporções. Foi utilizado para testar associações entre a exatidão do resultado do teste de diagnóstico rápido da malária e o grupo etário. De acordo com a distribuição dos dados, as contagens médias de parasitas e os resultados do teste de diagnóstico rápido da malária foram comparados utilizando o teste t de Student ou o teste de Mann-Whitney; a diferença foi considerada significativa quando o valor de P foi < 0,05
A sensibilidade, a especificidade e a exatidão são proporções, pelo que os respectivos intervalos de confiança podem ser calculados utilizando métodos padrão para proporções. O intervalo de confiança de 95% é construído utilizando a distribuição binomial para obter uma estimativa exacta.

4. Aprovação ética

Foi obtida a aprovação ética do Comité de Ética do Ministério Federal da Saúde e do Sudan Medical Specialization Board (SMSB) - Conselho de Especialização em Medicina Comunitária.
O diretor do hospital universitário Sennar e do hospital universitário pediátrico foi oficialmente notificado pelo diretor-geral do Ministério da Saúde do Estado e foi obtido o consentimento dos doentes. Foi redigido um formulário de consentimento para os participantes.
Os dados recolhidos dos pacientes foram bem preservados e altamente confidenciais.

CAPÍTULO 4

Resultado

4.1. Caraterísticas demográficas:

O presente estudo foi efectuado nos hospitais pediátrico e universitário de Sennar, na localidade de Sennar. As amostras foram afogadas no período de 15 de setembro a 19 de novembro de 2012. A idade da população estudada variou de 0,04 a 70 anos e a mediana foi de 14 anos. Quatrocentos e cinquenta e seis crianças com menos de 15 anos e 451 adultos com idade igual ou superior a 15 anos foram incluídos no estudo.

Ambos os sexos estavam representados no estudo. Quatrocentos e noventa e sete (54,8%) da população do estudo eram do sexo masculino e 410 (45,7%) eram do sexo feminino.

As caraterísticas de base da população do estudo são apresentadas no Quadro (1)

Tabela (1): Distribuição da população de estudo por caraterísticas básicas, localidade de Sennar, 2012

Participants	Number	Percentage
Hospitals		
Sennar pediatric Hospital	456	50.3
Sennar teaching Hospital	451	49.7
Age group		
< 5	247	27.3
5 - 14	209	23
≥ 15	451	49.7
Sex		
Male	497	54.8%
Female	410	45.2%

4.2. Apresentação clínica dos casos de paludismo no estudo

No estudo transversal para avaliar o teste de diagnóstico rápido para os casos de malária, todos os participantes que frequentam as consultas externas do Sennar Pediatric Teaching Hospital e do Sennar Teaching Hospital e que eram elegíveis para inclusão neste estudo apresentavam sintomas clínicos diferentes, como febre (100%) e outros sintomas como diarreia (49,9%) e vómitos (36,8%), como indicado no quadro (2)

Tabela (2): Distribuição da população do estudo por sintomas apresentados, localidade de Sennar, 2012

(O número total de participantes é de 907)

Clinical Symptoms	Number	Percentage
Fever	907	100.0
Vomiting	152	36.8
Cough	53	12.8
Diarrhea	206	49.9
Convulsion	18	4.4
Headache	32	7.7
Back pain	7	1.7
Joint Pain	14	3.4
Rigger	7	1.7
Nausea	4	1
Confusion	5	1.2

4.3. Comparação do resultado do diagnóstico da malária por teste de diagnóstico rápido e microscopia na população estudada

Entre os 907 doentes com diagnóstico sintomático de malária incluídos neste estudo, 295 (32,5%) apresentaram resultados positivos para a malária por *P. falciparum* através de um teste de diagnóstico rápido e 291 (32,1%) revelaram-se positivos através de microscopia para P. falciparum.

38 (12,9%) dos casos de malária não foram detectados microscopicamente como falsos positivos e o teste de diagnóstico rápido detectou um caso de malária positivo.

34 (5,6%) doentes com confirmação microscópica e que não foram detectados pelo teste de diagnóstico rápido, considerados como falsos positivos.

Os resultados da deteção da malária pelo teste de diagnóstico rápido em comparação com a microscopia são apresentados no Quadro 3

Registou-se uma elevada diferença estatisticamente significativa entre o teste de diagnóstico rápido e a microscopia na localidade de Sennar (P = .000)

Tabela (3): Comparação do resultado do diagnóstico da malária por teste de diagnóstico rápido e microscopia na população em estudo

Rapid Diagnostic Test		Microscopy		Total	P Value
		Positive	Negative		
	Positive	257	38	295	.000
	Negative	34	578	612	
Total		291	616	907	

4.4. Desempenho do teste de diagnóstico rápido na localidade de Sennar

907 dos participantes recrutados neste estudo foram investigados através de um teste de diagnóstico rápido e casos de malária confirmados microscopicamente. O desempenho do teste de diagnóstico rápido foi avaliado

através deste estudo e a sensibilidade, especificidade, VPP e VAL. A sensibilidade do teste de diagnóstico rápido para o *P. falciparum* em comparação com a microscopia em lâmina foi de 88,3% (IC 95% 83,9 - 91,6%), tendo sido diagnosticado corretamente pelo teste de diagnóstico rápido. A especificidade do teste de diagnóstico rápido foi de 93,8% (95% CI 91,5 - 95,5%).

O valor preditivo positivo do teste de diagnóstico rápido foi de 87,1% (IC 95% 82,6 - 90,6%), o que significa que a probabilidade de um teste de diagnóstico rápido positivo é exacta

O valor preditivo negativo do teste de diagnóstico rápido foi de 94,4% (95% CI 92,2 - 96%), o que representa que a probabilidade de um resultado negativo do teste de diagnóstico rápido é exacta.

A exatidão do teste de diagnóstico rápido na localidade de Sennar foi de 92% e ver (anexo 2)

Quadro (4): percentagem dos componentes de desempenho do teste de diagnóstico rápido, localidade de Sennar, 2012

Estimated Value	Percentage (%)	95% Confidence Interval	
		Lower Limit	Upper Limit
Sensitivity	88.31	83.92	91.66
Specificity	93.83	91.55	95.54
Positive Predictive Value	87.11	82.62	90.61
Negative Predictive Value	94.44	92.24	96.06

4.5. Deteção de casos de malária através do teste de diagnóstico rápido e da microscopia em crianças

Foram incluídas neste estudo 456 crianças que frequentavam a consulta externa do Hospital Pediátrico de Sennar com suspeita de malária, 213 (46,7%) foram detectadas por RDT e 209 (45,8%) tiveram uma microscopia positiva. 194 (91,1%) doentes examinados por ambos os testes de diagnóstico rápido foram considerados verdadeiramente positivos em comparação com a microscopia. 228 (93,8%) doentes apresentavam-se com P. falciparum não confirmado microscopicamente e não detectado pelo teste de diagnóstico rápido como verdadeiro negativo.

19 (8,9%) dos casos de malária não foram detectados microscopicamente como falsos positivos e o teste de diagnóstico rápido detectou um caso positivo de malária.

15 (6,2%) doentes com confirmação microscópica e que não foram detectados pelo teste de diagnóstico rápido, considerados como falsos negativos.

Os resultados da deteção da malária pelo teste de diagnóstico rápido em comparação com a microscopia são apresentados no Quadro 5.

Registou-se uma elevada diferença estatisticamente significativa entre o teste de diagnóstico rápido e a microscopia nas crianças (P = .000)

Tabela (5): Deteção de casos de malária através do teste de diagnóstico rápido e da microscopia em crianças, localidade de Sennar, 2012

Rapid Diagnostic Test		Microscopy		Total	P value
		Positive	Negative		
	Positive	194	19	213	.000
	Negative	15	228	243	
Total		209	247	456	

4.6. Desempenho do teste de diagnóstico rápido em crianças

O resultado da exatidão do teste de diagnóstico rápido em 456 crianças participantes neste estudo foi testado pelo teste de diagnóstico rápido em comparação com a microscopia (padrão de ouro).

Considerando a microscopia especializada como padrão de ouro, a sensibilidade do teste de diagnóstico rápido foi de 92,8% (IC 95% 88,2 - 95,7).

A especificidade do teste de diagnóstico rápido foi de 92,3% (IC 95% 88,0 - 95,1).

O valor preditivo positivo do teste de diagnóstico rápido foi de 91,7% (95% CI 86,2 - 95,7)

O valor preditivo negativo do teste de diagnóstico rápido foi de 93,8% (IC 95% 89,8 - 96,3), o que representa que a probabilidade de um resultado negativo do teste de diagnóstico rápido é exacta.

A exatidão do teste de diagnóstico rápido em crianças foi de 92,5% e ver (anexo 3)

Tabela (6): Percentagem de componentes de desempenho do teste de diagnóstico rápido entre as crianças, localidade de Sennar, 2012

Estimated Value	Percentage (%)	95% Confidence Interval	
		Lower Limit	Upper Limit
Sensitivity	92.82	88.21	95.78
Specificity	92.30	88.06	95.18
Positive Predictive Value	91.07	86.21	95.78
Negative Predictive Value	93.82	89.81	96.38

4.7. Deteção de casos de malária através do teste de diagnóstico rápido e da microscopia em adultos

No Hospital Universitário de Sennar, 451 pacientes foram atendidos no ambulatório. Os participantes com idade igual ou superior a 15 anos foram examinados através de um teste de diagnóstico rápido e confirmados microscopicamente. A positividade total detectada pelo teste de diagnóstico rápido é de 82 (18,2%). Sessenta e três (76,8%) verdadeiros positivos detectados pelo teste de diagnóstico rápido e confirmados microscopicamente por *P. falsiparum*.

19 (23,2%) falsos positivos detectados pelo teste de diagnóstico rápido e a microscopia não os detectou. 350 (94,9%) casos de malária verdadeiramente negativos foram detectados por microscopia de um total de 369 negativos por teste de diagnóstico rápido.

19 (5,1%) falsos negativos por teste de diagnóstico rápido e detectados positivos por microscopia.

A exatidão do teste de diagnóstico rápido foi de 91,5%

Registou-se uma elevada diferença estatisticamente significativa entre o teste de diagnóstico rápido e a microscopia nos casos de malária em adultos (P = .000)

Tabela (7): Deteção de casos de malária pelo teste de diagnóstico rápido e microscopia entre adultos, localidade de Sennar, 2012

		Microscopy		Total	P value
		Positive	Negative		
Rapid Diagnostic Test	Positive	63	19	82	.000
	Negative	19	350	369	
Total		82	369	451	

4.8. Desempenho do teste de diagnóstico rápido em adultos

O resultado da exatidão do teste de diagnóstico rápido em 451 casos suspeitos de malária que participaram neste estudo foi testado pelo teste de diagnóstico rápido em comparação com a microscopia (padrão de ouro).

A sensibilidade foi de 76,8% (95% CI 65,9 - 85,1%) diagnosticada corretamente pelo teste de diagnóstico rápido.

A especificidade do teste de diagnóstico rápido foi de 94,5% (95% CI 91,9 - 96,7%).

O valor preditivo positivo do teste de diagnóstico rápido foi de 76,8% (IC 95% 65,9 - 85,1%)

O valor preditivo negativo do teste de diagnóstico rápido foi de 94,8% (IC 95% 91,9 - 96,7%), o que representa que a probabilidade de um resultado negativo do teste de diagnóstico rápido é exacta.

A exatidão do teste de diagnóstico rápido em crianças foi de 92,5% (95% CI) e ver (anexo 4)

Tabela (8) Percentagem das componentes de desempenho dos adultos

Estimated Value	Percentage (%)	95% Confidence Interval	
		Lower Limit	Upper Limit
Sensitivity	76.82	65.96	85.13
Specificity	94.85	91.93	96.78
Positive Predictive Value	76.82	65.96	85.13
Negative Predictive Value	94.85	91.93	96.78

4.9   Desempenho dos RDT em crianças e adultos, localidade de Sennar, 2012

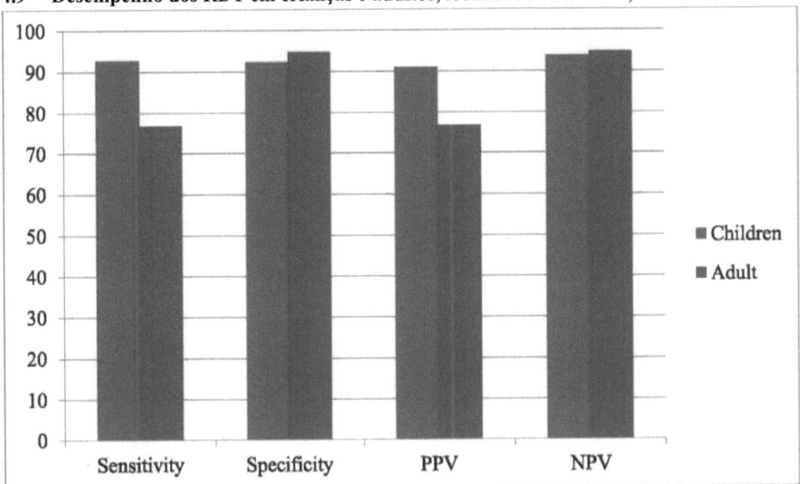

Figura (1): Mostrando o desempenho do RDT em crianças e adultos, localidade de Sennar, 2012

4.10.   Comparação entre o resultado do teste de diagnóstico rápido em diferentes densidades e fases do parasita

Para casos de malária de gametócitos confirmados microscopicamente e detectados por teste de diagnóstico rápido.

A densidade do parasita foi agrupada em três categorias, como se segue:

Menos de 500 p/µl, 500- 4999 p/µl e mais de 5000 p/µl.

Foi possível detetar todos os casos positivos com parasitemia inferior a 500 p/µl (100%), ao passo que o nível de deteção foi de 78% e 94% para os casos com categorias de densidade parasitária 500-4999 p/µl e mais de

5000 p/µl, respetivamente.

Registou-se uma elevada diferença estatisticamente significativa entre o teste de diagnóstico rápido e a microscopia para a densidade do parasita (P = .000)

Tabela (9): Distribuição de pacientes com malária conformada por densidade dos parasitas, localidade de Sennar, 2012

Parasite Density (parasites/ µl)	No. of specimens with indicated density as determined by:		P. Value
	Microscopy	RDTs	
< 500	2	2	
500 - 4999	98	76	.000
≥ 5000	189	177	
Total	289	255	

4.11. Relação entre os resultados dos testes de diagnóstico rápido em diferentes densidades de parasitas.

Não se observou qualquer diferença estatisticamente significativa na correlação entre os resultados do teste de diagnóstico rápido e a densidade do parasita; a correlação revelou a presença de uma correlação positiva fraca entre a densidade e o resultado dos RDT (0,101, valor de P = 0,088), e a análise de regressão mostrou que apenas 1% da variabilidade do resultado do teste de diagnóstico rápido para o *Plasmodium falciparum* pode ser explicada pela densidade do parasita.

CAPÍTULO 5

Discussão

As Diretrizes da Organização Mundial de Saúde para o tratamento da malária em 2006 e 2010 recomendam que todos os casos de suspeita de malária sejam confirmados por testes laboratoriais ou RDTs para a deteção da malária antes de recomendar o tratamento. Embora a microscopia tenha sido a base do diagnóstico da malária, a magnitude da expansão do diagnóstico necessária para seguir as Diretrizes sugere que os testes de diagnóstico rápido (RDT) serão uma componente importante. O Ministério Federal da Saúde do Sudão, através do Programa Nacional de Controlo da Malária, alterou a sua política de diagnóstico da malária para implementar o teste de diagnóstico rápido em áreas onde a microscopia fiável pode não estar disponível e manter o exame microscópico nas áreas onde a microscopia é de nível adequado. O presente estudo foi realizado para avaliar o desempenho dos RDT em crianças e adultos na localidade de Sennar, como parte do programa nacional de controlo da malária, para validar o desempenho dos RDT depois de o médico se queixar de um resultado falso do teste de diagnóstico rápido.

Neste estudo, foram recrutados 907 casos de malária. Tanto os homens como as mulheres estavam representados e o seu número era aproximadamente semelhante: os homens eram 479 (54,8%) e as mulheres 410 (45,2%).
Os sintomas clínicos dos casos de malária que participaram neste estudo indicaram que todos os participantes estavam febris (100%). No presente estudo, todos os sintomas clínicos encontrados no grupo de estudo estavam associados aos sintomas clínicos da malária, tanto da malária complicada como da não complicada, na localidade de Sennar.

A conceção do estudo incluiu crianças e adultos para garantir que o desempenho dos RDT era avaliado de forma adequada, especialmente após o aumento das queixas dos clínicos pediátricos que afirmam que os testes de diagnóstico rápido não estão a funcionar bem em crianças pequenas. Quatrocentas e cinquenta e seis (50,3%) crianças foram incluídas no estudo, das quais 247 (27,3%) tinham menos de cinco anos de idade e 451 (49,7%) eram adultos.

Foi observada uma elevada diferença estatística entre os resultados microscópicos e os resultados dos RDT (P = 0,000). Duzentos e cinquenta e sete de 295 (87,1%) foram determinados como verdadeiros positivos por RDT e microscopia. Os falsos positivos foram 38 (12,9%) detectados por RDT como positivos e negativos por microscopia. Os verdadeiros negativos foram 578 (94,4%), detectados pelo teste de diagnóstico rápido e pela microscopia. Os falsos negativos foram 34 (5,6%), detectados por RDT como negativos e positivos por microscopia. A positividade total detectada pelo RTD foi de 295 e a positividade total por microscopia foi de 291. Foram detectadas mais infecções pelo teste de diagnóstico rápido (32,5%) do que pela microscopia (32%). O falso negativo significa que os doentes tinham malária mas o RDT não foi capaz de a detetar neste estudo (ou seja, os RDT não conseguiram obter resultados positivos para quem tinha malária). O falso positivo significa que os doentes não tinham malária à microscopia, mas o RDT detectou-os como casos positivos de malária.

É mais provável que os casos falsos positivos que não foram detectados por microscopia tenham sido verdadeiros positivos por RDT, devido ao sequestro que limita o número de parasitas circulantes na altura da colheita de sangue ou devido ao facto de a parasitemia ser inferior ao limite de deteção de aproximadamente 50/1 por microscopia.

Os falsos negativos e os falsos positivos no presente estudo foram inferiores aos registados por Rubio, et al, (2000) [93].

Os RDT para o paludismo devem ter uma sensibilidade e especificidade elevadas (> 95%) no terreno. É necessária uma sensibilidade elevada para assegurar que os verdadeiros casos de paludismo sejam detectados e tratados adequadamente, enquanto que é necessária uma especificidade elevada para evitar resultados falsos positivos que levariam não só a um tratamento antipalúdico desnecessário, mas também a um diagnóstico errado da verdadeira causa da febre não palúdica.

O desempenho dos RDT em termos de especificidade e exatidão foi aproximadamente elevado, 93,8% e 92%, enquanto a sensibilidade foi um pouco inferior, 88,3%. Um estudo anterior realizado no estado de Kassala referiu que a sensibilidade e a especificidade do RDT eram de 77,8% e 84,9%, respetivamente, quando comparadas com a microscopia, o que era inferior ao desempenho encontrado no nosso estudo. Além disso, um estudo semelhante foi efectuado em Wad Medani, no estado de Gazera, por Nour et al (2009) [94].

O desempenho dos RDT em crianças e adultos foi aproximadamente semelhante no que diz respeito à exatidão e especificidade dos RDT; foram 92,5%, 92,3%; 91,5% e 94,8% em crianças e adultos, respetivamente. No entanto, foi detectada uma baixa sensibilidade dos RDT (76,8%) nos adultos, em comparação com 92,8% nas crianças. Este resultado contrasta com o de Chinkhumba, J., et al. (2010), que concluiu que a sensibilidade era significativamente mais elevada em doentes com idades compreendidas entre os 5 e os 15 anos em comparação com doentes com mais de 15 anos, com uma especificidade significativamente baixa em ambos [95].

Os RDT para a malária de boa qualidade podem, quando utilizados adequadamente, proporcionar uma forma rápida e fiável de demonstrar a presença ou ausência de parasitas da malária a todos os níveis do serviço de saúde. Assim, os RDT são considerados uma boa alternativa à microscopia, mas, devido às suas próprias limitações, devem ser cuidadosamente considerados aquando da sua implementação. Neste estudo, avaliámos o desempenho do teste de diagnóstico rápido em comparação com a microscopia em dois hospitais da localidade de Sennar. Os resultados do RDT neste estudo mostraram que 88,3% (95% CL). W.G. Metzger et al, 2008 A deteção do antigénio de P. falciparum pelo teste de diagnóstico rápido foi altamente específica, com 93,8% (95% CL). O resultado do RTD foi dececionante, especialmente a sensibilidade [97].

O presente estudo concluiu que o valor preditivo positivo do teste de diagnóstico rápido foi de 87,1% para o P. falciparum, o que representa que a probabilidade de um teste de diagnóstico rápido positivo é exacta e que o valor preditivo negativo do teste de diagnóstico rápido foi de 94,4% e a exatidão foi de 92,%. A exatidão global dos RDTs foi significativamente mais elevada neste estudo para todos os participantes.

Foi observada uma maior diferença estatisticamente significativa entre os resultados microscópicos e os resultados dos RDTs nas crianças (P = .000). Duzentas e treze de quatrocentas e cinquenta e seis (46,7%) crianças foram detectadas pelo teste de diagnóstico rápido e duzentas e nove de quatrocentas e cinquenta e seis (45,8%) tiveram uma microscopia positiva. O teste de diagnóstico rápido SD revelou mais 5 casos de malária do que os casos detectados por microscopia. Os verdadeiros positivos 194 (91,1%) dos casos de paludismo foram determinados tanto pelo RDT como pela microscopia ótica. Os verdadeiros negativos 228 (93,8%) foram detectados pelo teste de diagnóstico rápido e pela microscopia. Os falsos positivos19 (8,9%) foram detectados pelo teste de diagnóstico rápido como infeção por P. falciparum e a microscopia não detectou casos de malária. Os falsos negativos 15 (6,2%) em amostras de crianças foram detectados pelo RDT e tiveram microscopia positiva. O total de positividade detectado pelo IDT foi de 295 e o total de positividade por microscopia foi de 291. Foram detectadas mais infecções pelo teste de diagnóstico rápido (32,5%) do que pela microscopia (32%).

Não existem dados anteriores sobre o desempenho do teste de diagnóstico rápido em crianças com menos de 15 anos de idade. As únicas investigações ou avaliações existentes sobre o desempenho do teste de diagnóstico rápido foram efectuadas em menores de cinco anos.

No total dos 247 (100%) negativos confirmados microscopicamente, o teste de diagnóstico rápido SD detectou 19 (7,7%), o que é muito bom para o teste de diagnóstico rápido SD e não temos qualquer explicação para este facto.

A exatidão do RDT em casos de malária infantil é melhor do que a microscopia. O teste de diagnóstico rápido teve um bom desempenho com P. falciparum.

Os resultados das crianças incluídas neste estudo mostram que o teste de diagnóstico rápido SD detecta a malária P. falciparum com uma sensibilidade elevada de 92,8% (limite de confiança de 95% (CL)). Heutmekers et al, 2012 A deteção do antigénio de P. falciparum pelo teste de diagnóstico rápido teve uma especificidade elevada (92,3%), o que está de acordo com o estudo [96].

O valor preditivo positivo foi de 91,0% e o valor preditivo negativo foi de 93,8%

A exatidão do RDT foi de 92,5%. A comparação com o estudo realizado no nordeste da Tanzânia por Minja et al, 2012, revelou uma sensibilidade e especificidade elevadas.

Observou-se uma diferença estatística elevada entre os resultados microscópicos e os resultados dos RDT (P = 0,000), entre 451 casos suspeitos de malária em adultos. Oitenta e dois (32,6%) casos de malária de um total de quatrocentos e cinquenta e um foram determinados como positivos por RDT e microscopia e considerados como positividade total, trezentos e cinquenta (94,9%) de trezentos e sessenta foram determinados como verdadeiros negativos por teste de diagnóstico rápido e microscopia. Sessenta e três (76,8%) dos quatrocentos e cinquenta e um foram determinados como verdadeiros positivos pelo teste de diagnóstico rápido e pela microscopia. Os falsos positivos foram 19 (23,2%) detectados pelo RDT como positivos e negativos pela microscopia. Os falsos negativos foram 19 (5,1%) detectados por RDT como negativos e positivos por microscopia.

O desempenho do teste de diagnóstico rápido nos casos de paludismo em adultos foi mais elevado através da deteção de 23,2% de falsos positivos em oitenta torres, em comparação com a microscopia, que detectou 5,1% de falsos negativos. Isto expressa que a capacidade do teste de diagnóstico rápido para detetar casos de malária em adultos é melhor do que a microscopia.

Vários estudos mostraram que, nalgumas zonas fora do Sudão, o diagnóstico do paludismo é de má qualidade. Por exemplo, W.G. Metzger et al, 2008, realizaram um estudo para avaliar dois RDT em comparação com o procedimento laboratorial padrão com microscópio para a deteção do paludismo na Amazónia venezuelana, realizado por [94].

A sensibilidade do teste de diagnóstico rápido no estudo atual mostrou que era de 76,8. % (limite de confiança de 95%) e foi considerada mais elevada do que no estudo anterior. A deteção do antigénio de P. falciparum pelo teste de diagnóstico rápido foi altamente específica (92,8%)

Comparação entre o resultado do teste de diagnóstico rápido e a microscopia em diferentes densidades de parasitas

Foi observada uma diferença estatisticamente significativa entre o teste de diagnóstico rápido e a microscopia para a densidade do parasita (P = .000).

Novecentos e sete participantes inscritos no estudo foram investigados por teste de diagnóstico rápido e microscopia ótica, para os quais a microscopia confirmou que as densidades de parasitas foram calculadas e classificadas em três categorias, como se mostra na tabela (9):

Na parasitemia de < 500 Parasite Density (pl), apenas dois casos de paludismo foram detectados pelo teste de diagnóstico rápido e pela microscopia. Isto significa que o teste de diagnóstico rápido detectou os casos de paludismo da mesma forma que a microscopia em parasitemia inferior a 500 p/pl.

Na parasitemia de 500-4999 Parasite Density (pl), 76 casos de paludismo foram detectados por teste de diagnóstico rápido, enquanto 98 casos de paludismo foram detectados por microscopia. Na parasitemia de SOO- 4999 Parasite Density (pl), o resultado do teste de diagnóstico rápido foi de 78% em comparação com o microscópio e foi considerado inferior ao microscópio. Na parasitemia de mais de 5000 Parasite Density (pl), o teste de diagnóstico rápido detectou 177 casos de paludismo, enquanto a microscopia detectou 189 casos de paludismo. Dos cento e oitenta e nove, o teste de diagnóstico rápido foi (94%) inferior à microscopia.

O desempenho do teste de diagnóstico rápido em diferentes categorias de parasitemia, menos de 500 p/p.1, 500-4999 p/pl e mais de 5000, foi de 100%, 78% e 94%, respetivamente.

A eficácia da parasitemia da malária no resultado do teste de diagnóstico rápido não foi claramente identificada neste estudo.

Destas três classificações de densidade parasitária, a microscopia detectou dois casos de gametócitos e o teste de diagnóstico rápido detectou casos positivos de malária. A pLDH e, provavelmente, a aldolase encontram-se nos gametócitos maduros, mas a proteína 2 rica em histidina encontra-se nos gametócitos imaturos, razão pela qual o teste de diagnóstico rápido detectou dois casos de gametócitos.

Associação entre o resultado do teste de diagnóstico rápido e a densidade do parasita.

Alguns estudos analisaram a sensibilidade e a especificidade do RDT em função da densidade do parasita. Um estudo realizado por Kweka et al (2011) concluiu que a sensibilidade do ParaHIT-/ aumentou com o aumento da densidade de *P. falciparum* de 5,8% a < 100 parasitas/pl para 20,5% a > 100 parasitas/pl [98].

Embora não tenha sido observada uma diferença estatisticamente significativa na correlação entre os resultados do teste de diagnóstico rápido e a densidade do parasita (valor de P = 0,088), a correlação revelou a presença de uma correlação positiva semanal entre a densidade e o resultado dos RDTs (0,101), e a análise de regressão mostrou que apenas 1% da variabilidade no resultado do teste de diagnóstico rápido para o *Plasmodium falciparum* pode ser explicada pela densidade do parasita. A parasitemia não afectou o resultado do teste de diagnóstico rápido SD neste estudo.

CAPÍTULO 6

Conclusões e recomendações

6.1. Conclusão:

- A exatidão do teste de diagnóstico rápido da malária foi considerada elevada em crianças e adultos.
- Verificou-se que a especificidade, o valor preditivo positivo e o valor preditivo negativo do teste de diagnóstico rápido da malária eram elevados em crianças e adultos.
- A sensibilidade do teste de diagnóstico rápido da malária foi considerada elevada nas crianças, mas bastante baixa nos casos de malária em adultos.
- Verificou-se que o nível de parasitemia não afectava os resultados do teste de diagnóstico rápido, tanto em crianças como em adultos.
- A sensibilidade e a especificidade indicam que é considerado o primeiro de todos os tipos comerciais de testes de diagnóstico rápido, de acordo com estudos anteriores efectuados na Tanzânia e no Malawi.

6.2. Recomendações:

Estas recomendações para o Programa Nacional de Controlo da Malária:

1. Considerar o teste de diagnóstico rápido como um primeiro teste num contexto diferente, em que o microscópio ótico não estava disponível.

2. Será necessário um controlo rigoroso da expansão dos RDT para garantir que os RDT melhoram efetivamente a gestão dos casos de paludismo.

CAPÍTULO 7

Referências

[1]   Organização   Mundial da Saúde ,   Relatório   Mundial   sobre   a   Malária
2013   :
http://www.who.int/malaria/publications/world_malaria_report_2013/en/

[2]   Organização   Mundial de Saúde ,   Relatório   Mundial   sobre   a   Malária
2009   ;
http ://www. who. int/malaria/publications/atoz/9789241563901/en/

[3]   . Programa Nacional de Controlo da Malária, Ministério Federal da Saúde, Sudão.

[4]   . Novas perspectivas no diagnóstico da malária: Relatório de uma consulta informal conjunta
OMS/USAID. 25-27 de outubro de 1999. 2000, OMS: Genebra. Documento nº WHO/CDS/RBM/2000.14;
WHO/MAL/2000.1091

[5]   . OMS. Microscopia básica da malária: Parte I Guia do estudante; Parte II Guia do tutor. Genebra,
Organização Mundial de Saúde, 1991

[6]   . Ministério Federal da Saúde: Diretrizes nacionais para o diagnóstico e tratamento da malária - República
do Sudão, Ministério Federal da Saúde; 2010

[7]   . Mamoun M. M. Osmanl, Bakri Y. M. Nour2, Mohamed F. Sedigl, Laura de Bes3, Adil M. Babikir2,
Ahmed A. Mohamedani2 e Petra F. Mens3, Informed decisionmaking before changing to RDT: a comparison
of microscopy, rapid diagnostic test and molecular techniques for the diagnosis and identification of malaria
parasites in Kassala, eastern Sudan, Tropical Medicine and International Health, volume 15 no 12 pp 1442-
1448 December 2010; doi: 10.1111/j. 1365-3156.2010.02659

[8]   Desempenho dos testes de diagnóstico rápido da malária - Resultados dos testes de produtos da OMS
para os RDT da malária: Ronda 4 (2012), disponível em
http://www.who.int/tdr/publications/rapid_diagnostic/en/

[9]   . Amexo M, Tolhurst R, Bamish G, Bates I: Malaria misdiagnosis: effects on the poor and vulnerable.
Lancet 2004, 364:1896-98.

[10]   . Organização Mundial de Saúde, relatório mundial sobre a malária 2011
http://www.who.int/malaria/world malaria report 2011/9789241564403 eng.pdf

[11]   . Kilama WL. O fardo da malária e a necessidade de investigação e reforço das capacidades em África.
Am J Trop Med Hyg 2001; 64

[12]   . Roll Back Malaria Parceria da OMS. "Custos económicos da malária" (PDF). OMS.

[13]   . Jamshaid Iqbal, * Nabila Khalid, and Parsotam R. Hira Comparison of Two Commercial km Assays
with Expert Microscopy for Confirmation of Symptomatically Diagnosed Malaria, JCM. 2002, P.

[14], Implementation of the global malaria control strategy. Relatório de um Grupo de Estudo da OMS sobre a Implementação do Plano de Ação Mundial para o Controlo do Paludismo 1993-2000. World Health Organ Tech Rep Ser 1993; 839: 1-57

[15] . (Beadle C, Long GW, Weiss WR, et al. Diagnóstico da malária através da deteção do antigénio Plasmodium falciparum HRP-2 com um ensaio rápido de captura de antigénio com vareta. Lancet 1994; 343:564-8.

[16] . Organização Mundial de Saúde, International travel and health, diseases information; http ://www. who. int/ith/ diseases/malaria/en/.

[17] . Perkins, Susan L.; Jos. J. Schall, "A molecular phylogeny of malarial parasites recovered from cytochrome b gene sequences". Journal of Parasitology 2002: 88 (2) 972-978.

[18] . Biodiversity of the Malaria in the World, Sylvie Manguin et al. Editorial John Libbey, 2008. p. 23 ISBN 0-7020-1187-8

[19] . Cogswell FB. "O hipnozoíto e a recaída na malária dos primatas". Clinical Microbiology Reviews 5 (1) janeiro de 1992: 26-35. doi:10.1128/CMR.5.1.26. PMC 358221. PMID 1735093.

[20] . Biodiversidade do paludismo no mundo, Sylvie Manguin et al. Editorial John Libbey, 2008. p. 23

[21] . Leitgeb AM, Blomqvist K, Cho-Ngwa F, Samje M, Nde P, Titanji V, Wahlgren M . "Low Anticoagulant heparin disrupts Plasmodium falciparum rosettes in fresh clinical isolates". Am J Trop Med Hyg 84 (3) 2011: 390-396. doi:10.4269/ajtmh.2011.10-0256. PMC 3042813. PMID 21363975

[22] . 21 Smalley ME, Sinden RE "Plasmodium falciparum gametocytes: their longevity and infectivity". Parasitology 74 (1) 1977: 1-8. doi:10.1017/S0031182000047478. PMID

[23] . Orjih AU Acumulação de hemozoína em corpos Gamham de gametócitos de Plasmodium falciparum. Parasitol Res 2012.

[24] . Youmans,G. P. et al, the Biological and Clinical Basis of infectious diseases, 2nd ed, Saunders). (25 Conselho da Organização Internacional das Ciências Médicas (1973). Communicable Diseases, provisional Nomenclature, CIOMS/WHO, Genebra (1980).

[25] . Bartoloni A, Zammarchi L. "Aspectos clínicos da malária grave e sem complicações". Jornal Mediterrâneo de Hematologia e Doenças Infecciosas 4 (1), 2012: e2012026. doi: 10.4084 / MJHID.2012.026. PMC 3375727. PMID 22708041

[26] . Bruneel F, Hocqueloux L, Alberti C, Wolff M, Chevret S, Bedos JP, Durand R, Le Bras J, Regnier B, Vachon F Am J Respir Crit Care Med. 2003 Mar 1; 167(5):684-9.

[27] . Revisão Malária falciparum grave. Organização Mundial de Saúde, Grupo de Doenças Transmissíveis. Trans R Soc Trop Med Hyg. 2000 Apr; 94 Suppl 1():S1-9O.

[28] . Luxemburger C, Nosten F, Kyle DE, Kiricharoen L, Chongsuphajaisiddhi T, White NJ. Clinical features cannot predict a diagnosis of malaria or differentiate the infecting species in children living in an area of low transmission. Trans R Soc Trop Med Hyg 1998; 92:
51. Reed SC, Wirima JJ, Steketee RW. Risk factors for anemia in young children in rural Malawi. Am J Trop Med Hyg 1994; 51: 170-74.

[29] . Olivar M, Develoux M, Chegou AA, Loutan L. O diagnóstico presuntivo da malária resulta num risco significativo de maus-tratos a crianças nas zonas urbanas do Sahel. Trans R Soc Trop Med Hyg 1991; 85: 729-30.

[30] . Moody A. "Rapid Diagnostic Tests for Malaria Parasites" [Testes de diagnóstico rápido para parasitas da malária]. Clin Microbiol Rev 2002 15 (1): 66-78. doi:10.1128/CMR.15.1.66-78.2002. PMC 118060. PMID 11781267.

[31] . Richard W. Steketee. Boas notícias sobre o controlo da malária... E agora? Am. J. Trop. Med. Hyg., 80(6), 2009, pp. 879-880. Disponível em http://www.ajtmh.Org/cgi/reprint/80/6/879

[32], Mohan K, Stevenson MM: Acquired immunity to asexual blood stages; in Sherman IW (ed): Malaria: Parasite Biology, Pathogenesis and Protection. Washington, ASM Press, 1998, pp 467-493.

[33] . Tran TM, Samal B, Kirkness E, Crompton PD. "Imunologia de sistemas da malária humana". Tendências em Parasitologia (2012) 28 (6): 248-57. doi:10.1016/j.pt.2012.03.006. PMID 22592005

[34], Hill AVS. "Vacinas contra a malária". Transacções Filosóficas da Sociedade Real de Londres. Série B, Ciências Biológicas (2011) 366 (1579): 2806-14. doi: 10.1098 / rstb.2011.0091. PMC 3146776. PMID 21893544

[35] . H. M. Gilles & D. A. Warrell, bruce-chwatts essential malariology third edition 1993 chapter 8 page 124-129

[36] . Mohan K, Stevenson MM: Acquired immunity to asexual blood stages; in Sherman IW (ed): Malaria: Parasite Biology, Pathogenesis and Protection. Washington, ASM Press, 1998, pp 467-493

[37] . Aderem A, Ulevitch RJ: Receptores do tipo Toll na indução da resposta imunitária inata. Natureza 2000; 406:782-787

[38] . Currier J, Sattabongkot J, Good MF: Células T "naturais" que respondem à malária: provas que implicam a reatividade cruzada imunológica na manutenção de TCR____________________
respostas específicas à malária de dadores não expostos. Int Immunol 1992; 4:985-994.

[39] . Orago ASS, Facer CA: Citotoxicidade de subgrupos de células natural killer (NK) humanas para esquizontes eritrocíticos de Plasmodium falciparum: Estimulação por citocinas e inibição por neomicina. Clin

Exp Immunol 1991; 86:22-29

[40] . Mohan K, Moulin P, e Stevenson MM: A produção de citocinas pelas células assassinas naturais, e não a citotoxicidade, contribui para a resistência contra a infeção por Plasmodium chabaudi AS na fase sanguínea. J Immunol 1997; 159:4990-4998.

[41], Pied S, Roland J, Louise A, Voegtle D, Soulard V, Mazier D, Cazenave P-A: As células intermediárias CD4- CD8- NK1.1TCR do fígado aumentam durante a malária experimental
e são capazes de exibir atividade inibitória contra a fase hepática do parasita in vitro. J Immunol 2000; 164:1463-1469

[42] . Orago ASS, Facer CA: Cytotoxicity of human natural killer (NK) cell subsets for Plasmodium falciparum erythrocytic schizonts: Estimulação por citocinas e inibição por neomicina. Clin Exp Immunol 1991; 86:22-29. , 18 McGregor IA, Carrington SC, Cohen S: Tratamento da malária Plasmodium falciparum da África Oriental com gamaglobulina humana da África Ocidental. Trans R Soc Trop Med Hyg 1963; 57:170-175.

[43] . Sarthou JL, Angel G, Aribot G, Rogier C, Dieye A, Balde AT, Diatta B, Seignot P, Roussilhon C: Valor prognóstico da imunoglobulina G3 específica anti-Plasmodium falciparum, citocinas e seus receptores solúveis em doentes da África Ocidental com malária grave. Infect Immun 1997;65: 3271-3276

[44], Perlmann H, Helmby H, Hagstedt M, Carlson J, Larsson PH, Troye-Blomberg M, Perlmann P: Elevação de IgE e anticorpos IgE anti-malária na malária por Plasmodium falciparum: Associação de níveis elevados de IgE com malária cerebral. Clin Exp Immunol 1994; 97:284-292

[45] . Perlmann P, Perlmann H, Looareesuwan S, Krudsood S, Kano S, Matsumoto Y, Brittenham G, Troye-Blomberg M, Aikawa M: Contrasting functions of IgG and IgE antimalarial antibodies in uncomplicated and severe Plasmodium falciparum malaria. Am J Trop Med Hyg 2000; 62:373-377

[46] . Organização Mundial da Saúde, Malaria Rapid Diagnosis - Meeting Report of an Informal Consultation on Field Trials and Quality Assurance on Malaria Rapid Diagnostic Tests (Manila: Gabinete Regional da Organização Mundial de Saúde para o Pacífico Ocidental, janeiro de 2003

[47] . Molyneux, M., e R. Fox. 1993. Diagnosis and treatment of malaria in Britain. BMJ 306:1175-1180

[48] . Piper, R., J. Lebras, L. Wentworth, A. Hunt-Cooke, S. Houze, P. Chiodini, e M. Makler. 1999. Immunocapture diagnostic assays for malaria using Plasmodium lactate dehydrogenase (pLDH). Am. J. Trop. Med. Hyg. 60: 109-118.).

[49] . Wilson ML. "Testes   de diagnóstico rápido da malária". Doenças Infecciosas Clínicas, 2012. 54 (11): 1637^11. doi:10.1093/cid/cis228. PMID 22550113.

[50] . Abramowitz M, Davidson MW. "Introdução à Microscopia". Expressões Moleculares. Recuperado em 2007-08-22.

[51] . Warhurst DC, Williams JE "Laboratory diagnosis of malaria". J Clin Pathol, 1996 49 (7): 533-38. doi:10.1136/jcp.49.7.533. PMC 500564. PMID 8813948

[52] Diagnóstico do paludismo: Memorando de uma reunião da OMS. Boletim da Organização Mundial de Saúde, 1988, 66:575-594.

[53] . Anthony, R. L., M. J. Bangs, J. M. Anthony, e Pumomo. 1992. Diagnóstico no local de Plasmodium falciparum, P. vivax, e P. malariae utilizando o sistema quantitativo de buffy coat. J. Parasitol. 78:994-998

[54] . Demirev, P. A., A. B. Feldman, D. Kongkasuriyachai, P. Scholl, D. Sullivan, Jr., e N. Kumar. 2002. Deteção de parasitas da malária no sangue por espetrometria de massa por dessorção a laser. Anal. Chern. 74:3262-3266

[55] . Draper, C. C., e S. S. Sirr. Investigações serológicas no diagnóstico retrospetivo da malária 1980. Br. Med. J. 280:1575-1576.

[56] . Mason, D. P., F. Kawamoto, K. Lin, A. Laboonchai, e C. Wongsrichanalai. A comparison of two rapid field immunochromatographic tests to expert microscopy in the diagnosis of malaria. Ata Trop. 2002, 82:51-59.

[57] . Bell, D., e R. W. Peeling. Avaliação de testes de diagnóstico rápido: malária. Nat. Rev. Microbiol. 2006. 4(Suppl. 9):S34-S38.

[58] . OMS, Região do Pacífico Ocidental. Para um teste de qualidade dos testes de diagnóstico rápido da malária: provas e métodos. OMS, Região do Pacífico Ocidental, Manila, Filipinas2006.

[59] , David Mabey, Rosanna W. Peeling, Andrew Ustianowski, e Mark D. Perkins, "Diagnosticsfor the Developing World," Nature Reviews. Microbiology 2 (2004): 231- 240

[60] . Malaria diagnosis: a guide for selecting rapid diagnostic test (rdt) kits - 1ª edição, outubro de 2005, disponível em;
http://www.unicef.org/fi-ench/supply/files/Guidance_for_malaria_rapid_tests.pdf

[61] . Ling IT., Cooksley S., Bates PA., Hempelmann E., Wilson RJM. "Anticorpos contra a glutamato desidrogenase do Plasmodium falciparum". Parasitology (1986). 92 (2): 313- 324. doi:10.1017/S0031182000064088. PMID 3086819

[62] . Rodriguez-Acosta A, Dominguez NG, Aguilar I, Giron ME. "Caracterização do antigénio solúvel em glutamato desidrogenase de Plasmodium falciparum". Braz J Med Biol Res (1998). 31 (9): 1149-1155. doi:

10.1590/S0100-879X1998000900008. PMID 9876282

[63] . Nwaoguikpe Reginald Nwazue, Functions of Dehydrogenases in Health and Disease, disponível em http://www.intechopen.com/download/get/type/pdfs/id/40936

[64] . Collier JA, Longmore JM. A fiabilidade do diagnóstico microscópico da malária no terreno e no laboratório. Ann Trop Med Parasitol 1983; 77: 113-17

[65] . Payne D. Use and limitations of light microscopy for diagnosing malaria at the primary health care level. Boletim do Órgão Mundial de Saúde 1988; 66: 621-26.

[66] . Kawamoto F. Rapid diagnosis of malaria by fluorescence microscopy with light microscope and interference fi Iter. Lancet 1991; 337: 200-02.

[67] . Singh N, Saxena A, Valecha N. Avaliação no terreno do teste imunocromatográfico ICT malaria P.f/P.v para o diagnóstico da infeção por Plasmodium falciparum e P.vivax em aldeias florestais de Chhindwara, Índia central. Trop Med Int Health 2000; 5: 765-70

[68] . Warhurst DC, Williams JE. "ACP Broadsheet no 148. julho de 1996. Diagnóstico laboratorial da malária". J Clin Pathol (1996). 49 (7): 533-38. doi:10.1136/jcp.49.7.533. PMC 500564. PMID 8813948

[69] . Murray CK, Bennett JW. "Diagnóstico rápido da malária". Interdiscip Perspect Infect Dis 2009: 415953. doi:10.1155/2009/415953. PMC 2696022. PMID 19547702

[70] . Iqbal, J., P.R. Hira, A. Sher, e A.A. Al-Enezi, Diagnosis of imported malaria by Plasmodium lactate dehydrogenase (pLDH) and histidine-rich protein 2 (PfHRP-2)-based immunocapture assays. Am J Trop Med Hyg, 2001. 64 (1-2): p. 20-3

[71] . Beadle C, Long GW, Weiss WR, McElroy PD, Maret SM, Oloo AJ, Hoffman SL. "Diagnóstico da malária através da deteção do antigénio HRP-2 do Plasmodium falciparum com um ensaio rápido de captura de antigénio por vareta". Lancet 1994. 343 (8897): 564-568. doi:10.1016/S0140-6736(94)91520-2. PMID 7906328.

[72] Rock EP, Marsh K, Saul AJ, Wellems TE, Taylor DW, Maloy WL, Howard RJ. "Análise comparativa das proteínas ricas em histidina HRP-I, HRP-II e HRP-III do Plasmodium falciparum em parasitas da malária de origem diversa". Parasitology (1987). 95 (2): 209-227. doi:10.1017/S0031182000057681. PMID 3320887.

[73] . Humar A, Ohrt C, Harrington MA, Pillai D, Kain KC. "Parasight F test compared with the polymerase chain reaction and microscopy for the diagnosis of Plasmodium falciparum malaria in travelers". Am J Trop Med Hyg (1997). 56 (1): 44-48. PMID 9063360.

[74] . Baker J, McCarthy J, Gatton M, Kyle DE, Belizario V, Luchavez J, Bell D, Cheng Q. "Genetic diversity of Plasmodium falciparum histidine-rich protein 2 (PfHRP2) and its effect on the performance of PfHRP2-based rapid diagnostic tests" [Diversidade genética da proteína 2 rica em histidina do Plasmodium falciparum (PfHRP2) e seu efeito no desempenho dos testes de diagnóstico rápido baseados na PfHRP2]. J Infect Dis

(2005).

192 (5): 870-877. doi:10.1086/432010. PMID 16088837.

[75] . Bevinje S. Kakkilaya, "Rapid Diagnosis of Malaria," *Lab Medicine* 8, no. 34 (2003): 602- 608; e Anthony Moody, "Rapid Diagnostic Tests for Malaria Parasites," *Clinical Microbiology* Reviews 15 (2002): 66-78

[76] . http://www.who.int/malaria/docs/ReportLABdiagnosis-web.pdf (recuperado em 9 de fevereiro de 2007)

[77] . Organização Mundial de Saúde, The Role of Laboratory Diagnosis; www.who.int/entity/malaria/publications/atoz/reportlabdiagnosis-web.pdf - 195k

[78] . Organização Mundial de Saúde, Malaria Rapid Diagnosis- Meeting Report of an informal Consultation on Field trial and Quality Assurance on Malaria Rapid Diagnostic tests, Manila: Gabinete Regional da Organização Mundial de Saúde para o Pacífico Ocidental, janeiro de 2003

[79] . OMS, The Use of Malaria RDTS, malária, centro de documentos 2004; http://www.who.int/malaria/publications/atoz/9290612045/en/

[80] . Christine Beadle, Gary W. Long, Walter R. Weiss, Peter D. McElroy, S. Melissa Maret, Aggrey J. Oloo, e Stephen L. Hoffman, "Diagnosis of Malaria by Detection of Plasmodium Falciparum HRP-2 Antigen with a Rapid Dipstick Antigen-Capture Assay," Lancet 343 (1994): 564-568.

[81] . Coleman RE, Maneechai N, Rachapaew N, et al. Avaliação no terreno do teste imunocromatográfico ICT malária Pf/Pv para a deteção de malária assintomática numa zona endémica de Plasmodium falciparum/vivax na Tailândia. Am J Trap Med Hyg. 2002;66:379-383.

[82] Pernille Jorgensen, Lon Chanthap, Antero Rebueno, Reiko Tsuyuoka e David Bell, "Malaria Rapid Diagnostic Tests in Tropical Climates: The Need for a Cool Chain, "American Journal of Tropical Medicine & Hygiene 74, no. 5, 2000: 750-754;

[83] . Entrevista da autora (Laura Frost) a um funcionário anónimo de uma ONG, 15 de novembro de 2005.

[84] . A. H. Kilian, G. Kabagambe, W. Byamukama, P. Langi, P. Weis, e F. von Sonnenburg, "Application of the ParaSight-F Dipstick Test for Malaria Diagnosis in a District Control Program," Ata Tropica 72,1999: 281-293

[85] .. Mayfong Mayxay, Paul N. Newton, Shunmay Yeung, Tiengkham Pongvongsa, Samlane Phompida, Rattanaxay Phetsouvanh, e Nicholas J. White, "Short Communication: An Assessment of the Use of Malaria Rapid Tests by Village Health Volunteers in Rural Laos," Tropical Medicine and International Health 9 (2004): 325- 329.

[86] . Newbold CI: Variação antigénica no Plasmodium falciparum: Mecanismos e consequências. Curr Opin Microbiol 1999;2:420- 425

[87] . Baruch DI, Pasloske BL, Singh HB, Bi XH, Ma XC, Feldman M, Taraschi TF, Howard RJ: Clonagem do gene de P. falciparum que codifica PfEMPl, um antigénio variante da malária e recetor de adesão na superfície de eritrócitos humanos parasitados. Cell 1995; 82:77-87.

[88] . Howard RJ, Barnwell JW, Rock EP, Neequaye J, Ofori-Adjei D, Maloy WL, Lyon JA, Saul A: Duas proteínas de Plasmodium falciparum com aproximadamente 300 kilodalton na membrana de superfície de eritrócitos infectados. Mol Biochem Parasitol 1988;27:207-223

[89] . Biggs BA, Anders RF, Dillon HE, Davem KM, Martin M, Petersen C, Brown GV: A adesão de eritrócitos infectados ao endotélio venular seleciona variantes antigénicas do Plasmodium falciparum. J Immunol 1992; 149:2047-2054

[90] . Cheng Q, Cloonan N, Fischer K, Thompson J, Waine G, Lanzer M, Saul A: stevor e rif são famílias de genes multicópias de Plasmodium falciparum que potencialmente codificam antigénios variantes. Mol Biochem Parasitol 1998;97:161-176.

[91] . Chen QJ, Schlichtherle M, Wahlgren M: Aspectos moleculares da malária grave. Clin Microbiol Rev 2000; 13:439 450.

[92] . http://www.medterms.com/script/main/art.asp?articlekey=4255

[93] . J. M. Rubio,11. Buhigas,2 M. Subirats,2 M. Baquero,2 S. Puente,3 e A. Benitol, Limited Level of Accuracy Provided by Available Rapid Diagnosis Tests for Malaria Enhances the Need for PCR-Based Reference Laboratories; Journal of Clinical Microbiology, julho de 2001, p. 2736-2737

[94] . Nour BYM, Schallig HDFH, Mens PF, Elbushra SM, Saeed OK & Mohamedani AA (2009) Utilização de testes de diagnóstico rápido (RDTs) para monitorizar a eficácia da terapia anti-malária em Gezira, Sudão - um estudo comparativo prospetivo cego ao avaliador. The International Journal of Medicine 2, 57-62.

[95] . Jobiba Chinkhumbal*, Jacek Skarbinski2, Ben Chilima3, Carl Campbell2,7, Victoria Ewing4, Miguel San Joaquin4, John Sande5, Doreen Ali5, Don Mathangal,6Malaria, Comparative field performance and adherence to test results of four malaria rapid diagnostic tests among febrile patients more than five years of age in Blantyre, Malawi Journal 2010, 9:209-ttp://www.malariajoumal.com/content/9/l/209.

[96] . Marloes Heutmekers 1, Philippe Gillet2*, Jessica Maltha2, Annelies Scheirlinck2, Lieselotte Cnops2, Emmanuel Bottieau2, Mag an Van Esbroeck2 e Jan Jacobs2, Avaliação do teste de diagnóstico rápido CareStart pLDH Malaria (Pf-pLDH/pan-pLDH) para o diagnóstico da malária num contexto de referência; Malaria Journal 2012, 11:204, http ://www.malariajoumal.com/content/11/1/204.

[97] . W.G. Metzgera, b, e, S. Vivas-Martineza, d, A. Gironb, E. Vaccaric, E. Camposc, I. Rodrigueza, E. Mirandac, E. Teranc, L. Olivob, M. Magrisa,, Avaliação do diagnóstico de rotina da malária na Amazónia venezuelana; 2008, Páginas 20 - 24. http://www.sciencedirect.eom/science/article/pii/S0035920307002787.

[98] . Eliningaya John Kweka, Asanterabi Lowassa, Shandala Msangi, Epiphania E Kimaro, Ester E Lyatuu, Beda J Mwang'onde, Aneth M Mahande, Humphrey D Mazigo, Baixa sensibilidade do teste rápido de malária ParaHIT-f entre pacientes com febre em centros de saúde rurais, no norte da Tanzânia; J Infect Dev Ctries 2011; 5(3):204-208. http://www.jidc.org/index.php/joumal/article/viewArticle/1346.

CAPÍTULO 8

Anexo

Anexos

Annex (1)

Preparação de uma película de sangue fina e espessa na mesma lâmina
Necessidades:

- [ ] luvas de proteção em látex de qualidade, sem pó de talco (dois a três pares por pessoa e por exercício)
- [ ] lâminas limpas e embrulhadas (mais do que as necessárias)
- [ ] lancetas esterilizadas (uma por doente, mais 10%)
- [ ] Etanol a 70%
- [ ] algodão absorvente
- [ ] um recipiente para objectos cortantes
- [ ] uma caixa de lâminas ou um tabuleiro para secar as lâminas horizontalmente e protegê-las das moscas e do pó
- [ ] quatro ou cinco panos de algodão limpos e sem pêlos
- [ ] formulários de registo ou um registo
- [ ] caneta esferográfica para os formulários de registo ou registo; e
- [ ] um lápis HB para escrever sobre a película fina e um pequeno afiador.

Annex (2)

Coloração de filmes de sangue

Existem dois métodos habitualmente utilizados para corar películas de sangue com o corante Giemsa: (i) o rápido (10%) e (ii) o mais lento (3%).

(1) o método rápido (10%), quando é necessário um diagnóstico rápido e que demora cerca de 10 minutos a dar um resultado bem marcado.

(2) O método de coloração rápida (10%)

Este método é utilizado para corar lâminas individuais, ou apenas algumas lâminas, quando é necessário um resultado rápido e é normalmente utilizado nos laboratórios da maioria das unidades de saúde onde se efectua a microscopia GM.

Equipamentos e materiais

❖ Corante de Giemsa, decantado da solução-mãe para um frasco de 25 ou 50 ml.

❖   Metanol.[1]

❖   Algodão ou gaze absorvente.

❖   Tubos de ensaio de 5 ml de capacidade.

❖   Água destilada ou desionizada tamponada a pH 7,2.

❖   Pipeta de Pasteur com tetina de borracha, ou o produto de plástico.

❖   Tabuleiro ou placa de coloração em plástico curvo, ou um suporte de coloração.

❖   Escorredor de secagem.

❖   Relógio de cronometragem.

Nota:

J As películas de sangue espessas devem estar completamente secas antes de serem coradas. Caso contrário, existe o risco de a película de sangue se soltar durante a coloração.

J As películas espessas podem ser cuidadosamente secas com um secador de cabelo com um calor suave. O perigo é que se utilize demasiado calor e que a película espessa se fixe termicamente, tornando-se inútil.

O armazenamento antes da coloração, mesmo durante apenas um ou dois dias, em condições de calor e humidade, pode resultar na auto-fixação e na inutilização da película espessa para microscopia.

Procedimento

(a) Fixar a película fina com um chumaço de algodão humedecido em metanol ou mergulhá-la brevemente em metanol. Se o metanol, ou os seus vapores, entrarem em contacto com a película espessa, esta fixa-se e torna-se inútil.

(b) Utilizando um pequeno recipiente para conter a coloração preparada, preparar uma solução a 10% de coloração de Giemsa em água tamponada, misturando bem. Cada lâmina necessitará de aproximadamente 3 ml de corante para a cobrir. Três gotas de corante Giemsa da pipeta de Pasteur adicionadas a um ml de água tamponada formam uma solução a 10%. O Giemsa diluído deve ser preparado imediatamente antes da coloração e qualquer excesso de corante deve ser eliminado. O corante Giemsa diluído deve ser utilizado nos 15 minutos seguintes à sua preparação.

(c) As lâminas devem ser colocadas viradas para baixo no tabuleiro de coloração curvo, ou viradas para cima no suporte de coloração; ambos são normalmente colocados sobre o lavatório para facilitar a lavagem da lâmina.

(d) Com o tabuleiro de coloração, a coloração é vertida suavemente entre a lâmina e o tabuleiro de coloração até que cada lâmina esteja coberta com coloração, ou, utilizando o suporte de coloração, a coloração é vertida

---

[1] O metanol (álcool metílico) é altamente tóxico e inflamável; pode causar cegueira e até a morte se ingerido em qualquer quantidade. Quando não estiver a ser utilizado, deve ser guardado num armário fechado à chave.

suavemente sobre cada lâmina deitada virada para cima no suporte.

(e) Corar as películas de 8 a 10 minutos. A qualidade dos corantes varia de lote para lote, pelo que o tempo de coloração ideal deve ser determinado através da coloração de uma série de lâminas durante períodos de tempo variáveis e estabelecendo o melhor tempo dessa forma.

(f) Retirar suavemente a mancha da lâmina, adicionando gotas de água limpa. Não verter a mancha diretamente das lâminas, caso contrário a espuma verde-metálica da superfície adere à película, estragando-a para a microscopia.

(g) Quando a mancha tiver sido lavada, coloque as lâminas, com o lado da película virado para baixo, no suporte de secagem para escorrer e secar.

Annex (3)

A densidade parasitária de um exame de sangue positivo é normalmente necessária para:

- ❖ Ajudar o médico a conhecer a gravidade da infeção e a monitorizar a resposta do doente ao tratamento.
- ❖ Nas infecções *por P. falciparum*, a contagem é importante, uma vez que estas infecções são potencialmente fatais.
- ❖ Os responsáveis pela saúde devem estar conscientes da gravidade dos casos no seu distrito.
- ❖ A determinação da densidade de infecções é importante em investigações transversais, epidemiológicas e especiais.

Atualmente, no Sudão, as contagens de densidade estão limitadas aos doentes que foram admitidos ou que foram objeto de um pedido especial. Isto deve-se ao facto de o volume de trabalho diário geral de lâminas examinadas por laboratório ser atualmente bastante elevado e de alguns trabalhadores não poderem contar com exatidão todos os doentes positivos devido ao tempo adicional necessário para o fazer.

Trata-se de uma medida temporária e, à medida que o sistema de garantia de qualidade se for estabelecendo, a contagem da densidade será alargada a outros doentes. Assim, o que se segue, embora atualmente se aplique apenas aos doentes internados em enfermarias, acabará por ser alargado a todos os doentes que frequentam as unidades de saúde.

Método de contagem da densidade:

Contar no contador o número de parasitas que vê por campo em relação ao número de leucócitos até obter o número de parasitas igual a 200 leucócitos.

No final da contagem, o número de parasitas em relação ao número de glóbulos brancos é calculado e expresso como "parasitas por microlitro de sangue" a partir da fórmula matemática simples:

$$\frac{\text{Número de parasitas contados} \times 8000}{\text{Número de leucócitos}} = \text{parasitas por microlitro}$$

Em infecções mistas de duas ou mais espécies, é habitual contar todos os parasitas assexuados em conjunto e expressar o resultado como, por exemplo, Pf + Pv = 593 parasitas contra 200 leucócitos x 8000.

Alguns programas exigem uma contagem de Pfg quando presentes, o que pode ser importante em estudos sobre a resposta dos gametócitos ao tratamento com primaquina. Se for instruído nesse sentido, será necessário utilizar um contador de contagem adicional.[2]

Questionário principal

Número de série .... Data: ....

Nome:...

Idade: ....

Sexo: ....

Residente ....

Sintomas de apresentação:

Febre:..

Outros: ....

Duração dos sintomas: ....

Último ataque de malária..

Investigação:

Teste de diagnóstico rápido (TIC)   {}

Filme de sangue (BF para a malária)   {}

Resultado:

---

[2] Materiais de referência para este Anexo 2: Basic Malaria Microscopy, Partes 1 e 2, OMS Genebra 2009; Bench Aids for the diagnosis of malaria infections, 3ª Edição, OMS Genebra, 2010 e Malaria Microscopy Quality Assurance Manual, Versão 1, OMS Genebra 2009.

RDT	Positive	Negative		
Blood Film	Positive	Negative	stage	Density

اقرار بالموافقة (Ethical approval)

يرغب الباحثين بالادارة القومية لمكافحة الملاريا ـ وزارة الصحة القومية بالتعاون مع الاطباء وتقنى المعامل بمستشفى سنار عمل دراسة عن مدي دقة الفحص السريع مقارنة بالفحص المجهري لدي الصغار و البالغين.

تتطلب هذه الدراسة اخذعينة من الاصبع. و ليست هنالك اي خطورة في اخذ هذه العينة على المريض.

لن تكشف نتائج هذه التحاليل الا للباحثين وتتحمل الجهة الممولة اى مضاعفات تحدث للمريض ويعطى علاج الملاريا أن كانت نتيجة الفحص ايجابية.

اذا وافقتم على ذلك ارجوا التوقيع ادناه.

اسم المريض.... ....

اسم وتوقيع ولى الامر او المريض..................

التوقيع.... ....

التاريخ ....

Definições:

Desempenho do teste de diagnóstico: Capacidade de um teste para confirmar ou excluir uma doença; uma combinação da sensibilidade e da especificidade de um teste que, por definição, não depende da prevalência da doença na população testada

Densidade de parasitas: Número de parasitas assexuados por microlitro de sangue, detectado por exame microscópico de filmes de sangue periférico. Qualquer nível de densidade parasitária pode levar a uma doença clínica.

Sensibilidade: Para os testes de diagnóstico, a proporção de doentes com a doença que têm um resultado positivo no teste que está a ser avaliado, determinada a partir dos resultados do teste de referência ou padrão-ouro; varia entre 0% (mau desempenho) e 100% (desempenho ótimo).

Especificidade: Para os testes de diagnóstico, a proporção de doentes sem a doença que têm um resultado negativo no teste que está a ser avaliado, determinada a partir dos resultados do teste de referência ou padrão-ouro; varia entre 0% (mau desempenho) e 100% (desempenho ótimo).

O valor preditivo positivo é a probabilidade de um teste positivo ser exato e o doente ter efetivamente a doença.

O valor preditivo negativo é a probabilidade de um resultado negativo estar correto e o doente não ter a doença.

O resultado **positivo verdadeiro** do teste é considerado se for provada a presença de uma doença num doente e se o teste de diagnóstico em causa também indicar a presença da doença.

Considera-se que o resultado do teste é **verdadeiramente negativo** se for provada a ausência de uma doença num doente e o teste de diagnóstico sugerir que a doença também está ausente.

Considera-se que o resultado do teste é **falso positivo** se o teste de diagnóstico indicar a presença de uma doença num doente que, na realidade, não a tem.

Considera-se que o resultado do teste é **falso negativo** se o resultado do teste de diagnóstico sugerir que a doença está ausente num doente com doença de certeza.

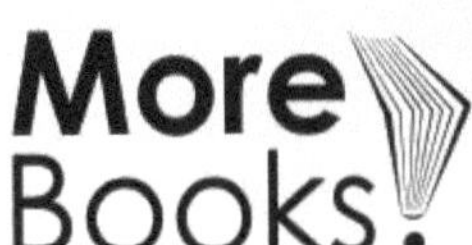

More
Books!

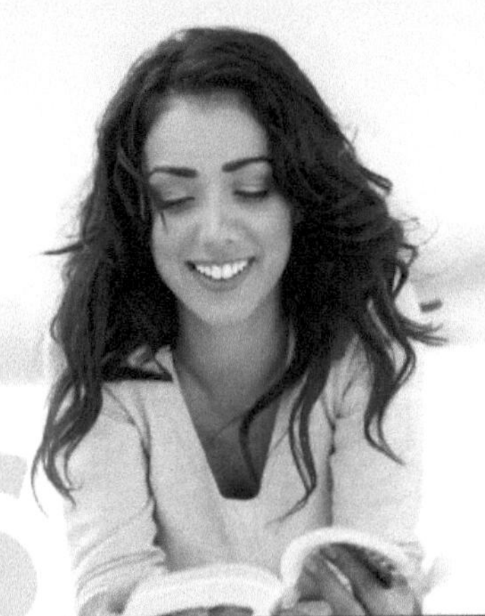

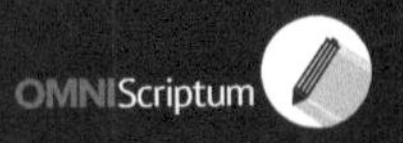

info@omniscriptum.com
www.omniscriptum.com
OMNIScriptum

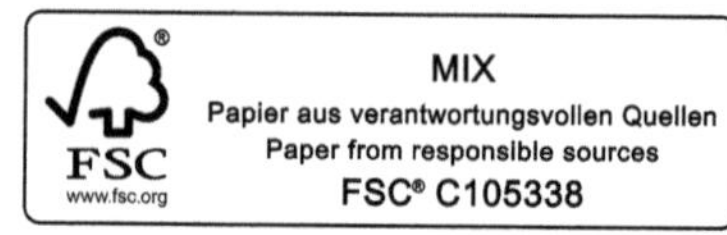

Printed by Books on Demand GmbH, Norderstedt / Germany